Je dédie ce livre
à mes parents,
à ma femme Thuy Tiên,
à mes enfants Julie, Gilles et Laurent,
à toute ma famille,
et à tous ceux que j'ai croisés sur mon chemin.

Qu'ils reçoivent ici toute ma gratitude.

Jacques Brassecassé.

Ce livre, je le dédie,
à Marie et José,
à mon épouse Chantal,
à ma famille,
à mes amis spirituels et professionnels.

Je vous remercie pour votre Amour et Lumière transmise.

Alexandre-Serge Puenté de Blas.

AVERTISSEMENTS

Nous avons écrit ce livre en première intention pour le grand public parce que nous avons voulu que la santé soit à la portée de tous. Aujourd'hui, tout le monde a le droit d'être en bonne santé. Avez-vous remarqué que le désir d'être bien nous offre souvent l'opportunité de mieux comprendre la vie ?

Nous avons ajouté des parties intitulées "pour le spécialiste", qu'il soit médecin, naturopathe, ostéopathe, kinésithérapeute ou simplement un lecteur qui s'intéresse à la question et cherche plus de matière à réflexion mais aussi parce que la vie a des règles aussi rigoureuses que l'esprit scientifique. Il est donc important de développer le pourquoi d'une action thérapeutique.

Enfin, vous trouverez des zones blanches appelées "notes" souvent après des exercices de conscientisation. Le lecteur pourra écrire ses observations et ses sentiments.

Ce livre est l'expression d'une amitié entre un chirurgien-dentiste et son prothésiste dentaire. Elle est la résultante de 17 années de collaboration étroite pour aboutir à une nouvelle vision sur la dentisterie et la relation avec le laboratoire de prothèse dentaire.

Les recettes données ici ne sont pas des panacées mais sont des soutiens importants en attendant de consulter un spécialiste de la médecine du corps. Comme elles ont fait leurs preuves d'efficacité, elles méritent d'être connues tant par les patients que par les professionnels de santé.

Ni les auteurs, ni l'éditeur ne pourront être tenus pour responsables de la mauvaise interprétation de ces écrits ou pour une automédication nullement conseillée ou effectuée sans bilan médical.

N° ISBN : **2-9524122-0-0**

TABLE DES MATIERES

PREAMBULE

Nous allons vous raconter une histoire vraie composée de rencontres insolites avec des gens surprenants, qu'ils soient médecins, naturopathes, patients, amis ou ennemis, qui tour à tour, nous ont enseigné une dentisterie nouvelle. C'est à travers leurs morceaux de vie qu'il nous a semblé que la guérison ne dépendait pas uniquement de nous mais d'un ensemble de personnes qui entraient en jeu progressivement à l'instar d'une pièce de théâtre. En effet, la maladie serait l'intrigue et chaque acteur apporte inéluctablement une partie de la réponse et c'est seulement juste avant que le rideau ne tombe que notre héros découvre une partie de la solution. Tout va pour le mieux dans le meilleur des mondes jusqu'au prochain épisode, car vient de s'afficher sur la scène "Fin de la première partie... à suivre".

Nous remercions tous ceux que nous avons rencontré de loin ou de près et qui témoignent de la véracité de notre histoire.

Puisse ce livre permettre au soigné de se livrer dans la confiance du partage et aux soignants de travailler ensemble et en harmonie pour le bien de notre patient commun. Il y a de la place pour tous au soleil. En outre, chacun est unique à sa manière, alors n'est-il pas porteur d'une partie de la lumière du monde ?

PREFACE

"La vraie tradition d'un art vivant, comme de tout autre organisme, c'est de vivre et pour cela d'évoluer toujours".
Charles Lalo

Recherches, méthodes et applications tel est le contenu de cet ouvrage didactique. Les auteurs ont souhaité mettre à profit leurs connaissances dans une nouvelle approche de l'équilibre complexe du corps humain. A destination des professionnels ce livre s'adresse aussi à un public curieux de comprendre et découvrir des solutions à des maux récurrents dont les causes sont parfois difficilement identifiables.
Certaines de ces contraintes ont été détectées et les études conduites par les auteurs nous permettent de comprendre que l'influence de l'occlusion est parfois cause de désordres physiologiques importants.
Fruit de passions partagées dans leurs activités respectives et d'une collaboration étroite entre professionnels, ce document est un exemple de ce que doit être le partenariat de demain.
L'ouverture, le dialogue et l'échange ouvrent des voies et donne naissance à un produit réussi.
Dans un esprit de partage, Jacques et Serge nous font profiter de leur savoir, enrichissent nos connaissances et nous offrent un autre regard sur un domaine à explorer.

Gérard Corsi,
Président de l'Union Nationale Patronale des Prothésistes Dentaires.

INTRODUCTION

Pourquoi une dent abimée pouvait-elle faire aussi mal ? Force est de constater qu'à part une douleur vraiement aigüe d'une dent qui nous oblige à aller aussitôt consulter notre dentiste, la plupart des pathologies buccodentaires sont silencieuses d'un point de vue algique. Ce n'est pas pour autant qu'elles ne perturbent pas l'organisme. Un mal de dos, des maux de tête, des acouphènes, des insomnies, des vertiges ont souvent une cause dentaire. Saviez-vous qu'avant une chirurgie cardiaque le chirurgien demande un bilan buccodentaire approfondi et conseille à son patient de faire extraire toutes les dents dévitalisées ? Voici une histoire de Sheng Tseu qui illustre bien notre attitude face à la douleur dentaire. Elle donne aussi le ton de notre livre. Nous vous livrons notre expérience qui n'est qu'un long cheminement avec la souffrance.

Il était une fois un être de l'origine qui était assis face à un mur, levant les yeux au ciel il vit que ce mur était immense et se dressant très haut dans le ciel et au dessus de lui le soleil. Alors il eut envie d'aller voir de l'autre côté de ce mur. Il se mit à l'escalader, à grimper tant qu'il put mais le mur était tellement haut qu'il dut y renoncer. Puis il eut l'idée de creuser un tunnel pour le traverser. Mais il lui semblait que c'était sans fin, alors il essaya de le détruire, d'abattre ce mur. Toutes ses tentatives se soldaient en un échec cuisant. Alors, il tourna ses yeux dans la direction opposée et consacra toutes ses forces et sa volonté à maintenir son regard fixé sur la plaine verdoyante de façon à ne plus se laisser embêter par cette idée de mur. Il s'inventa une règle d'or : ne plus regarder le côté mur. Il imposa cette règle à ses semblables et l'enseigna à ses enfants, persuadé qu'un jour ou l'autre, à force de nier l'existence du mur, ce dernier finirait tout bonnement par disparaître de l'horizon interdit. Evidemment, ne regarder que d'un seul côté fini par raidir la nuque, ce qui n'est pas d'ailleurs que le moindre inconvénient dans cette situation présente. Cependant, une nuque raide nous empêche de voir où l'on marche et de ce fait, nous trébuchons sur le moindre caillou et nous tombons souvent. Une nuque raide nous prive aussi de regarder le ciel et de ce fait, on ne goûte jamais au plaisir d'un bel azur bleuté. En outre, ne voyant pas les nuages s'amonceler, on est à la merci de la première pluie, ce qui nous oblige à nous promener en ayant systématiquement un chapeau sur la tête ou à accepter l'idée d'avoir un rhume perpétuel. Enfin la nuque raide devient vite douloureuse et nous devenons de mauvaise humeur. Peut-on dire qu'une nuque raide est à la fois la cause et la somme de tous les ennuis que l'on rencontre tout au long d'une vie ?

Comme cette douleur lui était devenue insupportable, force lui a été d'accepter la présence du mur et, d'un ultime effort, il se retourna doucement. Sublime spectacle, les glaciers et les neiges éternelles resplendissaient dans l'azur le plus pur qui soit et, accroché à son sommet, le soleil levant irradiait de mille feux de lumière comme un manteau d'or sur le firmament. Quelle fût sa surprise quand il vit une montagne à la place d'un mur…

CHAPITRE 1
QUEL EST L'IMPACT DE NOS DENTS SUR NOTRE SANTÉ

Dans un premier chapitre, nous vous proposons d'étudier quel pourrait être l'impact de la dent sur la santé ?

En premier lieu, nous examinerons le rôle de la bouche puis celui de la symbolique des dents, ensuite nous développerons les pathologies dentaires, la toxicologie, l'hygiène bucco-dentaire et enfin quelques recettes de "bonnes femmes". Pour clore ce chapitre nous aborderons les troubles à distance dans le corps liés à la perturbation au niveau dentaire afin de bien mettre en lumière l'importance de la dent sur la santé.

Dans un deuxième chapitre, nous développerons l'apport pluridisciplinaire dans un traitement dentaire holistique. Nous nous efforcerons de montrer l'intérêt d'une équipe de travail autour d'un patient commun. Obtiendrons-nous un effet de synergie sur sa santé globale ? Pour cela, nous avons opté comme méthode de diagnostic bucco-dentaire pour :

- la posturomandibulogie : cette méthode a l'avantage de mettre d'emblée en relation plusieurs praticiens de disciplines différentes : le chirurgien-dentiste, le podologue, l'orthoptiste. Ensuite, en fonction de ce que nous allons observer, nous solliciterons si besoin est la collaboration d'un ostéopathe, d'un naturopathe, d'un psychologue, d'un sophrologue ou d'un kinésiologue etc. Notre patient aura ainsi tous les moyens actuels pour retrouvrer une santé globale et éviter la récidive des problèmes. Le chirurgien-dentiste saura si le problème dentaire est la cause descendante* ou ascendante** des autres pathologies à distances.

Dans un troisième chapitre, nous vous proposons d'examiner une dimension plus humaine de l'individu par le biais de la " pyramide dentaire ". Après avoir tenté d'expliquer pourquoi certains aliments ne sont pas assimilés par notre corps même en petite quantité, nous exposerons la technique simple qu'est la mastication sacrée qui peut-être nous permettra d'appréhender l'influence du corps mental sur le corps physique.

**cause descendante : la dent est la cause primaire de la pathologie à distance.*
*** cause ascendante : la dent est la cause secondaire de la pathologie à distance.*

LE ROLE DE LA BOUCHE

Examinons ensemble le rôle de notre bouche.

A quoi peut-elle bien servir ?

" A manger " me répondrez-vous d'emblée !

Exactement, mais savez-vous que le temps de mastication réel* est en moyenne de 15 minutes par repas, soit une demi-heure par jour. Que fait la bouche les 23 h 30 restantes ?

Occasionnellement, surtout lors de gros efforts physiques, nous pouvons utiliser la cavité buccale pour respirer afin de compléter l'apport d'oxygène à nos muscles. Parfois, nous avons besoin de souffler violemment pour nous remettre de la surprise d'un choc émotionnel. Nous l'utilisons aussi pour parler : communiquer par un langage verbal ou non verbal (une mimique, par exemple, en dit toujours beaucoup plus long que des paroles interminables).

Nous savons qu'il est possible de rester vivant environ 40 à 70 jours sans manger, jusqu'à 7 jours sans boire et 9 minutes sans respirer mais combien de temps pouvons-nous survivre lorsqu'on est rejeté, nié, humilié ?

Peut-être est-ce la fonction principale de notre bouche que de communiquer, c'est-à-dire de nous relier les uns aux autres. Est-ce le fait de pouvoir dialoguer qui a fait de nous des Hommes ?

Les différentes fonctions que sont la mastication, la déglutition, la phonation et la respiration représentent des fonctions vitales de l'être humain. Sous cet angle, tout impact dans la cavité buccale aura une énorme importance sur l'équilibre psychosomatique de la personne. En effet, toute intrusion dans la bouche, par une maladie bucco-dentaire ou l'intervention du chirurgien-dentiste, sera ressentie comme portant atteinte à sa sécurité de base, à sa survie. Les psychologues nous parlent aujourd'hui de complexe de castration ou même de l'angoisse de la mort. Ainsi, toute dent abîmée agira obligatoirement sur une autre partie du corps physique et résonnera dans le corps émotionnel.

La symbolique des dents va nous éclairer davantage sur le pourquoi des répercussions possibles dues à nos traumatismes dentaires.
Puissent ces quelques lignes apporter plus d'humanité dans nos consultations.

**temps de mastication réel : temps de contacts interdentaires.*

LA SYMBOLIQUE DE LA DENT

Les dents se révèlent être le pivot de multiples significations enchevêtrées.

"Elles représentent à la fois le sexe et l'anti-sexe, procurant la douleur sans jamais donner de plaisir, et l'objet précieux comme la perle est l'instrument de l'agressivité et de la destruction" a écrit M.A. DESCAMPS.

Face à l'immense charge symbolique de la dent sur laquelle la littérature a versé beaucoup d'encre, nous avons axé nos recherches en vue de trouver une origine possible à cet état de fait. A notre avis, *la multitude symbolique de la dent ne dériverait que d'un maître symbole, celui de l'image phallique**. Pour démontrer cette affirmation, nous avons dû nous plonger dans la théorie de la médecine chinoise traditionnelle, qui de tout temps a considéré l'homme intégré dans le cosmos. A fortiori, il est inconcevable de séparer le corps de l'esprit, la partie corporelle atteinte par la maladie de la globalité du microcosme qu'est l'homme lui-même.

"Les dents sont le surplus des os et sont reliées aux reins" énonce le NEI JING (Bible des acupuncteurs) écrit il y a 5 000 ans. Pour comprendre cette phrase, il faut simplement savoir que chaque partie du corps est reliée à un maître-organe, producteur de l'énergie qui l'alimente et assure ainsi son bon fonctionnement. Les lignes de force énergétiques qui les joignent s'appellent méridiens. Les dents avons nous dit, sont associées aux reins. (Il est prudent de ne pas se fixer sur le mot "reins" d'un point de vue purement organique bien qu'anatomiquement il y a correspondance mais voir plutôt les propriétés physiologiques et les potentiels de cet organe). Quel est donc le potentiel énergétique que possèdent les reins en médecine chinoise traditionnelle ?

Au moment de la conception, les essences vitales du père et de la mère se rencontrent et fusionnent dans la matrice. Cette fusion produit une énergie qui est à l'origine de la structure tant mentale que physique du nouvel être humain.

**Cela n'engage que nous.*
***Le pénis est l'organe mâle sur le plan de l'anatomie et le phallus souligne la fonction symbolique attribuée à tort au pénis sur le plan psychologique.*

Cette structure peut se modifier pour s'adapter à des facteurs extérieurs, mais sa nature essentielle ne saurait être altérée. A la mort, elle se dissout en ses composantes. Cette énergie est appelée YUAN QI*. Après la naissance, YUAN QI est entretenue par l'activité des organes. Ceux-ci combinent l'énergie de la terre (que sont les aliments) et du ciel (qu'est l'air), pour le maintenir en vie, le soumettant ainsi, directement aux influences terrestres et célestes. Il participe à la transformation des aliments et réside dans les reins. La force de YUAN QI détermine la durée de la vie. Sa vigueur ne peut augmenter, elle peut au contraire être diminuée, abrégeant ainsi la vie de l'homme. YUAN QI est de source divine, c'est l'énergie originelle qui permet la fécondation et la vie. Il se perpétue de génération en génération représentant ainsi l'héritage de nos ancêtres puisqu'il contient en outre le potentiel physique, psychique et culturel légué à chaque descendance**. Mais de YUAN QI dépendent aussi tous les processus vitaux. Un mauvais fonctionnement de YUAN QI ou encore des reins disent souvent les acupuncteurs affecte la santé en général et la croissance de l'individu. Il touche non seulement les fonctions reproductrices mais encore la stature et la posture, la charpente osseuse, la digestion, les cheveux, les dents, la force "magnétique" même qui se dégage de notre être caractérisée par exemple par la gaieté, la force dans la voix, l'éclat des yeux et de la peau. Le NEI JING décrit les étapes successives de la croissance en cycle de sept ans pour la femme et de huit ans pour l'homme.

Quand une fille est âgée de sept ans, ses dents permanentes apparaissent et ses cheveux poussent car l'énergie des reins est abondante.

A 2 x 7 ans soit 14 ans, le liquide céleste (les menstrues) apparaît, cette fille peut concevoir.

A 3 x 7 ans soit 21 ans, l'énergie des reins se stabilise, et les dents de sagesse poussent, les autres dents sont toutes en place et la croissance est terminée.

A 4 x 7 ans soit 28 ans, la charpente osseuse et les muscles sont solides ; l'organisme est florissant et robuste.

A 5 x 7 ans soit 35 ans, l'énergie des reins s'affaiblit, la face se ride, les cheveux commencent à tomber.

A 6 x 7 ans soit 42 ans, l'énergie des reins s'épuise la face est ridée comme cuite, les cheveux blanchissent, les dents commencent à tomber.

** YUAN QI est l'énergie provenant de nos ancêtres.*
***Cette croyance expliquerait le culte des ancêtres si important pour les Asiatiques.*

A 7* x 7 ans soit 49 ans, l'énergie des reins est vide, c'est la ménopause : les règles cessent le corps perd ses formes.

Quand un garçon est âgé de huit ans, l'énergie des reins est forte, les dents et les cheveux poussent vigoureusement.

A 2 x 8 ans soit 16 ans, l'énergie des reins est abondante, provoquant l'apparition de la sécrétion séminale et le jeune homme peut procréer.

A 3 x 8 ans soit 24 ans, l'énergie des reins est équilibrée les os et les tendons sont droits, la charpente osseuse et musculaire est solide, la croissance est terminée.

A 4 x 8 ans soit 32 ans, muscles et os sont résistants et les chairs sont fermes.

A 5 x 8 ans soit 40 ans, l'énergie des reins commence à décliner, la chevelure est plus clairsemée et les dents plus fragiles.

A 6 x 8 ans soit 48 ans, l'énergie des reins s'épuise, la chevelure blanchit et les dents commencent à tomber.

A 7 x 8 ans soit 56 ans, les muscles perdent leur libre jeu en même temps que la fonction sexuelle s'épuise.

A 8* x 8 ans soit 64 ans, l'énergie des reins est vide les dents et les cheveux tombent, les tendons et les os sont lâches, la sécrétion séminale se tarit.

Si un homme, ayant atteint cet âge, est encore capable d'avoir des rapports sexuels, on considère qu'il s'agit d'un signe de longue vie due au sang et aux reins.

La citation ci-dessus montre le lien existant entre la production de sperme et d'ovule, la fertilité, la vie sexuelle, la croissance du corps, la charpente osseuse, les dents, les cheveux en particulier, d'une part et les reins d'autre part. C'est une raison pour laquelle les Chinois considèrent que lorsque les cheveux commencent à perdre leur éclat, à devenir cassant et sec, à tomber subitement le patient a atteint un stade de gravité très sérieux dans la maladie.

** 7 est le chiffre de la femme.*
8 est le chiffre de l'homme dans la cosmogonie chinoise.

D'après l'hypothèse que nous venons de formuler, il est aisé de franchir le pas qui nous mène à la symbolique dentaire.

Et même si l'homme du commun ignore cette théorie du YUAN QI, il peut admettre malgré tout le symbole dent-phallus car il ne nie pas l'existence des symboles que véhicule couramment la dent. Le symbole de la dent provient d'un inconscient collectif.

Alors la dent, symbole de force vitale et de jeunesse, d'éternité, de puissance magique et divine, de puissance sexuelle... serait issue du maître symbole dent-phallus ; ce dernier étant corrélatif aux qualités du YUAN QI, énergie originelle et vitale de l'homme. La dent ne serait que l'expression et le miroir de cette énergie "divine" vu qu'elle pousse, s'affaiblit et meure en même temps que l'activité de YUAN QI. En outre, l'anatomie et la fonction de la dent corroborent l'hypothèse émise. En effet, la dent monoradiculée plus spécifiquement a une forme allongée, rigide, toujours en érection, est implantée dans une alvéole, à l'intérieur de la bouche et elle sert à la morsure (*) et à la mastication. C'est un instrument viril de pénétration. Par ces analogies elle représente tout à fait le symbole phallique et est tout aussi précieuse vu le vocabulaire usité pour la décrire : la couronne, l'émail, l'ivoire, organe adamantin (adamantinus signifie : qui a la dureté et l'éclat du diamant).

Comment s'exprime la symbolique de la dent au quotidien ?

Dent ? garantie de sa survie.
"Avoir une dent contre quelqu'un"
"Etre armé jusqu'aux dents".

Ces expressions mettent l'accent sur le fait que la dent est une arme. D'abord outil de l'homme à mains nues, servant souvent de "troisième main" pour saisir ou couper le fil ou même tanner les peaux chez les Esquimaux ; elle devient arme pour montrer son agressivité ou pour se défendre contre le monde extérieur. Le film "La ballade du Narayama" restera à ce titre gravé dans notre mémoire. Une coutume japonaise voulait que les personnes âgées soient transportées sur le dos de leurs enfants dans les montagnes ; à l'instar d'un "cimetière des éléphants" pour y mourir afin de ne plus être à la charge de leur famille, à une époque où la famine sévissait durement. A un moment donné, une femme encore jeune décide de s'éteindre de cette manière pour soulager sa famille en difficulté. Dans un élan d'humanité, les siens refusent catégoriquement cette triste solution. Pour les résigner à l'abandonner sur la montagne, la belle femme se

** La dent est mêlée au baiser, morsure déguisée, ô combien légère, commencement de l'acte de fécondité. J. DIAZ.*

fracasse les dents avec une pierre. C'est à ce moment crucial, par ce geste d'abnégation sublime, que nous avons perçu la force du symbolisme de l'intégrité dentaire qui est le symbole de force vitale, de puissance, de jeunesse. En se brisant les dents elle a prouvé son inutilité au sein du groupe et a perdu par là même son droit de vivre. Dans l'intégrité dentaire ces mâchoires se trouvaient donc être la garantie de sa survie.

Lors du rapport sexuel la morsure est un acte érotique admirablement décrit sous toutes ses formes dans le Kama Soutra (morsure cachée, enflée, point, ligne de point, corail et joyau en nuage brisé...)

Dent : symbole de force vitale.

"Telle cathédrale ne conserve-t-elle pas enterrées sous son hôtel les dents de lait d'une sainte en symbole de semence vitale" écrit Paul CLAUDEL.

Par la puissance suprême qu'elle symbolise, la dent est fascinante. Et de tout temps les hommes essaieront toujours de s'accaparer son pouvoir de puissance divine et magique, jeunesse, beauté, ardeur, puissance sexuelle. Elle sera identiquement respectée par la crainte qu'elle inspire en tant que symbole de castration voire même de prémonition de mort.

Symbole de puissance divine.

Est inhérent à ce symbole celui d'éternité et de réserve de vie. La dent ne participe pas à la putréfaction de l'organisme ainsi que les os (qui eux ne sont pas visibles de notre vivant). C'est de là sans doute que découle l'idée de pérennité de la dent après la mort à laquelle se trouve incluse l'idée de réserve de vie.

Le Dr LAURENT explique que chez les Varazwi, il suffit que le roi vienne à perdre une dent pour qu'il soit attiré dans un guet-apens et qu'il soit étranglé avec un lacet noir. La dent réserve de vie ne prend-t-elle pas ici toute sa dimension !

Si un enfant naît avec des dents, cela est considéré comme un signe de destinée supérieure (Louis XIV...).

Dans la mythologie aztèque, le dieu Tlaloc (dieu noir de la pluie) dont la puissance était démesurée, était respecté avec d'énormes dents.
A Ceylan, la dent d'or de Bouddha est encore vénérée.

Moïse à cent vingt ans, disent les textes, meurt avec toutes ses dents "en pleine puissance et en pleine gloire".

Symbole de puissance magique.

C'est parmi les animaux que les hommes cherchent souvent les archétypes des différents pouvoirs de la dent. Ils s'accaparent leur puissance d'une manière fantasmatique soit en les incorporant sur le mode cannibalique* après les avoir broyées, soit en confectionnant des pendentifs et des colliers en dents de requins ou de tigres par exemple.
Dent fétiche servant de talisman ou portée en amulette, permet de porter bonheur et de lutter contre la peur, l'échec, la maladie, les influences néfastes.
La dent est fréquemment utilisée en magie noire pour jeter des sortilèges : envoûtement d'amour ou de mort ....
Réservons une place particulière pour les dents de sagesse qui poussent entre dix-neuf et trente ans, d'où l'expression "avoir trente ans et toutes ses dents". Elles correspondent donc au deuxième âge de la raison et l'on peut dire que la dentition débute avec l'âge de raison et finit avec la sagesse. Ces dents étaient utilisées par les druides pour la vision à distance.

Voici la légende des dents de sagesse : "au temps des Elfes et des Lutins, il était d'usage de questionner les oracles. Pour faire face à leurs difficultés d'argent, d'amour ou de pouvoir, les gens consultaient traditionnellement le druide du village. Au pied d'un grand chêne officiait le druide. Il plaçait à genou devant lui le demandeur, il lui ouvrait largement la bouche et posait ses deux pouces sur les dernières molaires inférieures droite et gauche. A ce moment là, le druide recevait des messages télépathiques pour son client. Les molaires avaient la particularité de donner au druide la faculté de voir l'avenir et de guider les hommes dans leur questionnement. Ainsi, ces dents furent-elles appelées les dents de sagesse".

Symbole de jeunesse, ardeur, santé, beauté.

"Mordre la vie à pleine dents".
L'ardeur et la vitalité sont l'apanage de la jeunesse.
"Rire à pleine dents".

C'est afficher une force tranquille, voire dissuasive.

La dent est le reflet d'une bonne santé. VOLTAIRE a dit : "*on m'enlève une dent, je meurs à crédit*". Les caries et les parodontoses provoquées par le stress psychoémotionnel des examens ou du rythme de la vie actuelle ont été confirmées.

* *incorporation cannibalique : manger un objet et le garder à l'intérieur de soi pour acquérir tous ses pouvoirs instantanément et magiquement.*

Avec la perte subite d'une dent, nous voyons déjà se profiler la vieillesse et la mort, de même que le blanchiment des cheveux ou les premières rides pour les femmes.

Le sourire "de cheval" de Fernandel a marqué pour toujours notre cœur d'enfant car, à travers ses films, il nous a transmis une telle joie de vivre, mais avec quel talent d'humoriste.

Mais le sourire c'est surtout le charme qui envoûte, souvent un homme mauvais est symbolisé dans les contes avec des édentements et un prognathisme mandibulaire très prononcé dans le but de l'enlaidir, alors qu'un homme bon est décrit avec une belle denture et un profil agréable pour qu'il soit beau.

Les incisives sont les dents de premier plan. Ce sont elles qui apparaissent d'abord lorsque la bouche s'entrouvre. On va donc leur attribuer un rôle de prestige et de parade. Par-là, elles seront le symbole de la renommée et de la célébrité chez les Bambaras. Lors du rire ou du sourire, elles symbolisent l'aspect aimable, la joie et la jeunesse. Elles peuvent aussi marquer l'avidité, la gourmandise, l'ambition ou la séduction. Les incisives reflètent les archétypes parentaux.

Les canines, dont l'aspect est plus menaçant et plus viril, évoquent les crocs des carnassiers. Ce sont les dents de la bestialité et de la cruauté qui font penser au tigre dévorateur. Elles sont le symbole de la haine, de la violence, de l'agressivité. A cela s'ajoute une impression de ténacité et d'acharnement. Elles se découvrent tout particulièrement lors du rictus et de l'effort ; elles peuvent aussi bien montrer la colère que la menace d'où l'expression "montrer les dents". Ce sont les dents de la concrétisation.

Les molaires : leur position reculée et leur forme arrondie les font paraître plus rassurantes. Mais il ne faut pas s'y fier ; de part leur nom elles évoquent une meule qui broie impitoyablement. Elles sont les plus solides et viennent à bout de tout ce qu'on leur oppose. Elles symbolisent la force sûre d'elle-même ; aussi bien dans le sens protecteur que dans le sens destructeur. Elles sont le signe de l'endurance et de la persévérance. Les molaires sont l'expression de notre capacité de réalisation.

Les mutilations dentaires ont un rôle ornemental distinctif. *"Chacun a une propension naturelle à se surestimer et cela constitue pour l'individu une nécessité vitale"* écrit B. GRUMBERGER. Nous comprenons alors aisément que les primitifs, porteurs de peu ou pas de vêtement, soient obligés de se référer à leur propre corps pour la décoration personnelle. Les dents ont été très souvent utilisées comme signe de parure et de distinction. Aussi, serait-il plus juste d'employer le mot ornement à la place de mutilation.

Les mutilations dentaires présentées ici sont de type déformantes (limage, fracture...), car il en existe de type soustractive (extraction).

Les quatre incisives supérieures limées en pointe rendent plus agressif notre aspect à la manière des canines. C'est l'identification à la puissance du lion qui ont poussé les BASSARI d'Afrique à pratiquer ce type de mutilation. Mais c'est aussi un signe de beauté et d'appartenance au groupe. Les indigènes de Bornéo se liment les dents pour s'identifier au requin : tentative pour faire ressembler l'individu à l'animal totem, notion très importante chez les Primitifs.

Ce sont les mêmes raisons qui animent des peuplades à se mutiler les dents par fracture. Les sauvages du Pérou ont aussi l'habitude de "faire sauter les dents de devant en les fracturant". Le motif de cette coutume, disent-ils, est que l'espace ainsi formé est apprécié par eux comme un embellissement.

Une autre méthode de mutilation est de faire des incrustations de pierres précieuses ou de métal précieux sur les faces vestibulaires des incisives. Pour cette pratique, il n'y avait pas de discrimination de sexe ; on pense cependant qu'elle était réservée à des personnages peu communs. C'est le cas de grands prêtres dans l'Amérique Précolombienne qui de cette manière voulaient se distinguer du commun des mortels.

La technique par recouvrement était très répandue dans l'Asie antique. Marco Polo l'a décrite chez certaines peuplades de Sumatra et dans le Yun-Nam. On la signale actuellement dans l'île de Timor. Cela consiste à recouvrir complètement toutes les dents d'une feuille d'or amovible que l'on enlève pour manger. Quand l'or se raréfia dans le Yun-Nam, les individus employèrent un baton laquant pour vernir les dents.

On raconte qu'une femme enceinte qui a un mal de dent mettra au monde un garçon selon notre proverbe. On retrouve par là, la liaison entre la dent et la virilité.

Parallèlement l'arrachage d'une dent est le symbole de la castration ou de la punition.

Relatons le mythe de la souris très répandu à travers le monde entier. L'enfant qui a perdu sa dent de lait, la dépose sous son oreiller le jour même. Au matin il trouvera des sucreries ou des pièces que lui a offert la petite souris en troc. Différentes explications ont été données à ce mythe. Cela peut être tout simplement une compensation orale par un plaisir oral ou une compensation de la perte de sa dent vécue comme une véritable castration. En effet, il ne faut pas perdre de vue que le moment de changement de dentition correspond à la période où l'enfant pénètre dans sa phase pubertaire qui le perturbe psychosexuellement. La perte de sa dent va accentuer son angoisse de castration. C'est pourquoi, l'attente de la poussée d'une dent plus grosse et plus solide se fait dans un climat d'angoisse et d'impétuosité. La venue de la nouvelle dent est ressentie véritablement comme l'espérance d'une rephallisation avec le constat rassurant d'être "un grand".

D'après Otto RANK, les petits animaux et les reptiles sont analysés comme des symboles phalliques. Chez le patient adulte, nous retrouvons la même donnée sous-jacente quand il nous demande l'autorisation de conserver la dent extraite ; ou d'une autre manière encore quand il manifeste un désir impulsif à vouloir régler les honoraires du praticien. Il tente ainsi de compenser par ce cachet symbolique la mutilation qu'il a subie quelques instants plus tôt, le maniement de l'argent lui permettant d'affirmer sa puissance sociale et sexuelle, négativant ainsi la castration ou tout au moins ce qui est ressenti comme tel, affirme M. GOLDHERG.

Une autre hypothèse nous est suggérée par M.A. DESCAMP : celui *"de la ponte des dents".*

De génération en génération on reproduit les mêmes actes par une compulsion parentale. La fécondité de la dent est par là toujours confirmée. La dent est une graine ; elle est un oeuf humain qui peut devenir un homme. Nous nous retrouvons à la période de l'ignorance de la reproduction sexuelle et à la croyance à la reproduction végétale. Elle est sensible dans la crainte qu'ont les enfants lorsqu'ils avalent un noyau, qu'un arbre ne pousse dans leur ventre. Les dents qui pondent par un comportement anal produisent de l'argent, comme la poule aux oeufs d'or. La poussée de la dent peut être vécue comme une grossesse extra-utérine. Dans une alvéole un objet croit pour lui-même, c'est une reproduction. Le processus organique qui se développe lui-même, produit des petits frères. Bien des femmes répètent "un enfant, une dent" dont le sens conscient veut dire que chaque grossesse provoque la déminéralisation d'une dent.

"Toutes les douleurs mais non les maux de dent" écrit le Talmud. La douleur dentaire est la plus terrible et la plus insupportable. Dans la Bible, l'histoire de la pomme d'Adam pourrait nous éclairer sur l'origine de cette maxime. Eve, en mordant dans la pomme interdite, symbole de l'amour du sexe mais aussi du péché originel, incite Adam à faire de même. Ils provoquèrent ainsi la colère de Dieu Le Père qui les punira, en bannissant ce qui a fauté, c'est-à-dire en faisant tomber les dents et en faisant enfanter la femme dans la douleur. La dent est ici le symbole de punition.

Au Moyen-Age, l'extraction d'une dent servait d'amende, PERRALDO nous rapporte : "il y a quelques siècles en Pologne, manger de la viande en période de Carême était puni d'extraction dentaire". Ceci souligne le préjudice moral et physique que l'on peut subir par la perte d'une dent. Ne dit-on pas couramment : "oeil pour oeil, dent pour dent".

S. FREUD par l'interprétation des rêves va mettre en avant le symbole "dent-pénis". Il nous dit : *"Nous avons encore une représentation particulièrement remarquable dans la chute d'une dent, dans l'extraction d'une dent : ce symbole signifie certainement la castration, envisagée comme une punition pour les pratiques contre nature"*. Il y revient à plusieurs reprises et interprète toujours les rêves de perte de dent comme des autopunitions que s'inflige le rêveur pour ses pratiques masturbatoires. On peut, par conséquent, penser que le dentiste est souvent associé à l'image du père castrateur.

Les mutilations dentaires jouent un rôle dans les rites. Les mutilations dans les rites vont être de type soustractives ; l'extraction sera d'une à quatre dents suivant le rite de passage concerné et en fonction de la peuplade.
Dans certaines tribus du Victoria, la dent extraite sur un jeune homme est insérée par sa mère dans l'écorce d'un des plus hauts rameaux d'un jeune eucalyptus lors du rite de puberté. L'arbre devient alors sacré et seuls quelques initiés le connaissent. Le jeune garçon lui, ne sait pas où sa dent a été déposée. L'arbre est brûlé à sa mort. Cette tradition a marqué le passage de l'enfance à l'adolescence, se substituant au rituel de la circoncision très répandu auparavant chez les primitifs. L'enfant est légalement admis au rang des "hommes" et reçoit ainsi une identité au sein du groupe ; c'est pour lui une véritable renaissance. Et sous l'emprise d'une croyance animiste, la dent extraite devient symbole de semence vitale qui en étant enterrée sous l'eucalyptus va lui donner une "âme".

D'après E. LONGUET, chez les Dinkas, les Herreros et autres nations nigritiennes, c'est l'extraction de deux incisives centrales inférieures qui signe ce rituel.

En Chine du sud, les Yayakichlaos enlèvent une à deux dents de devant à la fiancée avant de la conduire à la demeure de l'époux. Ces dents, symboles d'agressivité, sont arrachées. Ainsi la jeune fiancée sera toute douce pour son conquérant. La même chose se pratique dans la région du haut Tonkin. Il faut savoir qu'en Asie la femme n'a pas le droit de choisir son mari car le système de mariage pratiqué est dit "de raison" ; c'est-à-dire que la fille est promise à un homme d'une certaine famille par ses parents dès son plus jeune âge. La perte des dents, symbole de castration, prend ici tout son sens, car par cette coutume la fiancée perd son agressivité, sa rebellion possible, sa liberté... En effet la perte de ses dents antérieures affiche en société qu'elle est déjà promise et il lui sera impossible de trouver un autre mari ; pire elle sera en plus considérée comme une femme indigne et non respectable. Rappelons l'expression "Je me suis cassé les dents" qui signifie échec mais aussi atteinte à sa puissance et à son dynamisme.

Chez les primitifs australiens, l'ablation des incisives est parfois liée à un culte de l'eau : il ne faut pas mordre l'eau. Elle est parfois liée à un culte de la parole : la dent est arrachée et pilée puis envoyée à la future belle-mère qui doit l'avaler, et à partir de ce moment là, gendre et belle-mère ne peuvent plus s'adresser la parole. Quelle sagesse que cette coutume !

Les mutilations dentaires de type soustractif sont en général utilisées pour le déroulement des rites de passage : rite d'initiation, de puberté, de mariage... et sont l'expression flagrante d'une castration symbolique. En effet, bien qu'elles servent à propulser l'individu à un stade supérieur de développement, elles lui impriment du même coup des règles et des tabous ; comme nous le verrons plus en détail dans le chapitre consacré au complexe de castration.

Les rêves de dents

L'idée que la chute des dents est un mauvais présage de maladie ou de mort nous est livrée dans une des plus anciennes clés des songes hindous La Sushruta Samhita : "celui dont les dents tombent, s'il est bien portant tombera malade, et s'il est malade, mourra". Une psychanalyse moderne diversifierait les significations possibles de cette chute, indiquant que selon les cas, cela peut vouloir dire que le rêveur perd de sa force agressive, ou voit partir ses défenses, ses barrières naturelles. Il peut y avoir de manière plus générale une baisse, une perte ou une impossibilité d'affirmation de soi aussi bien qu'une perte d'énergie vitale. Mais dans la tradition, la chute des dents annonce un mauvais présage. Le plus souvent, il s'agira du rêveur lui-même car la perte des dents comme la chute des cheveux sont les premiers signes de la vieillesse et de la mort prochaine. Mais parfois l'avertissement vaut pour un être proche. Dans le "livre des rêves cambodgiens le Byakaranasastra" : "rêver d'une dent cassée est signe d'une maladie contagieuse qui conduira au bord de la mort ; en outre le père ou la mère, un parent proche ou éloigné mourra. Si la dent se casse sans effusion de sang, c'est une personne touchant à la parente qui mourra. Si la dent qui casse est une dent du haut, la mort touchera un parent paternel, si c'est une des dents du bas, la parente maternelle sera atteinte par la mort". (M.A. DESCAMPS). Quoiqu'il en soit, la cassure ou la chute d'une dent n'est présage de maladie ou de mort que parce que la dent indique la force et la vie.

Les dents fantasmées.

Par sa puissance symbolique, la dent fascine les hommes en même temps qu'elle leur inspire de la crainte. Déchirés par un dilemme cornélien, les êtres humains vont décharger leurs fantasmes dentaires dans une littérature délirante.

Déjà mes poils se hérissent et mon sang se glace .... que de frissons rien qu'à l'idée de vous raconter une histoire de vampire. On le décrit comme un être démoniaque, affublé de deux énormes canines pour sucer le sang des humains en les plantant au niveau de leurs carotides. Mais il n'y a ici qu'un cannibalisme déformé car lorsque le vampire a aspiré le sang de sa victime pour se nourrir, c'est ce dernier qui devient alors vampire à son tour. Le symbole de violence et de cruauté est redoublé avec l'image de l'homme serrant un couteau entre les dents, qui doublement coupant et armé jusqu'aux dents évoque l'ogre dévorant et castrateur.

L'ogre est la forme autochtone du cannibalisme comme en témoignent tout notre folklore et nos légendes dont la plus connue est le petit Poucet. PERRAULT écrit "ces petites ogresses avaient le teint fort beau car elles ne mangeaient que de la chair fraîche, comme leur père". On ne peut que penser aux derniers mots du petit Chaperon rouge "Comme tu as de grandes dents, mère-grand ? C'est pour mieux te manger mon enfant"

Dire : "J'ai les crocs" ou "chercher quelque chose à se mettre sous la dent" proviendrait-il de ces légendes ?

Conclusions

Le morceau choisi du NEI JING sur le développement de l'homme et de la femme est heureux car il nous montre combien **la dent reflète notre santé**, et que les **modifications dentaires correspondent à une phase de transition importante de la vie de l'homme** et qu'en fin de compte le symbolisme de la dent est apte à symboliser les vicissitudes du remaniement libidinal.

- La première poussée dentaire : vers six mois correspond à l'entrée dans le 2ème sous stade oral dit stade cannibalique. Ce sera l'ère d'affirmation de soi par l'intermédiaire de la morsure.

- La chute des premières dents de lait : vers six et sept ans est concomitante à la sortie du stade oedipien. L'enfant au sortir de l'oedipe aura établi son identité et aura acquis un plus psychique. Même si, sur le mode réel, l'enfant vit la perte de ses dents comme une castration symbolique, sur le mode fantasmatique, il a obtenu le gain d'une puissance et d'une complétude. Il a maintenant accès au monde des adultes : c'est l'âge de "raison".

- La puberté : vers douze-quatorze ans l'enfant a toutes ses dents permanentes en place sur l'arcade en même temps que se produit une réactivation libidinale source de la "crise d'adolescence" avec une réaffirmation de soi définitive et l'accès à la génitalité.

- Les dents de sagesse : marquent l'apogée du développement physique et psychique de l'homme et le début de la régression.

- La chute des dents : la "détérioration" physiologique avancée est l'expression de la déchéance de l'homme : le commencement de sa fin.

A chaque période de la vie, par le biais de son symbolisme, la dent nous tient un "langage" différent à tel point que les Chinois s'en servent depuis 5 000 ans comme repère des stades de développement et de la santé humaine. Les sociétés primitives l'emploient dans les rites de passage avec beaucoup de vénération. Nous pourrions croire qu'aujourd'hui le symbolisme de la dent est passé sous silence. Il n'en est rien, bien au contraire, cela se manifeste nettement dans la publicité pour les dentifrices qui a du succès parce qu'elle a frappé le public. "Nous avons été longtemps habitués à la publicité de COLGATE avec le doux sourire des dents blanches - Colgate. Une obsession de charme s'est ainsi créé qui après, victime de son propre succès, s'est dégradée. Et l'on a vu apparaître la réussite de la réclame ULTRA-BRITE le dentifrice au goût sauvage, où l'aimable sourire de bienvenue ou séducteur est remplacé par le rictus de chien qui montre ses dents". M.A. DESCAMPS.

Tout cela pour bien montrer que l'on a renoncé au "aimez-vous les uns les autres" et qu'à notre époque si l'on veut survivre, il faut être agressif (à l'école, en voiture, en affaires...) et que ce sourire à pleines dents nous fait glisser le long d'une équation symbolique de la dent pleine et belles dents = beauté et jeunesse = ardeur et agressivité = pouvoir et richesse.

Il faut savoir que dans l'inconscient tout est surdéterminé c'est-à-dire qu'il y a une coexistence permanente de différentes couches d'éléments. Un symptôme ou un symbole renvoit à des séquences significatives différentes qui ont leur cohérence propre à un niveau d'interprétation donné.

C'est pourquoi, il est possible de dire que le complexe de castration coexiste dans le stade oral si l'on admet que la rupture du cordon ombilical est une castration primitive, que le sevrage est une castration orale ; ces faits ne sont pas contradictoires avec le stade oral au niveau de l'inconscient mais viennent se surajouter les unes sur les autres.

C'est donc par le biais de la symbolique de la dent qui permet la surdétermination au niveau de l'inconscient que nous pouvons établir une corrélation entre le stade oral et le complexe de castration et entre le vécu objectif et le vécu fantasmatique.

C.G. JUNG nous dit que le vécu fantastique est une énergie psychique. Cette énergie a une grande influence sur notre comportement. Cela signifierait que l'inconscient agirait plus que le conscient dans nos actes.

La symbolique des dents en particulier et la symbolique des différentes parties du corps en général nous autorisent à penser que l'Etre Humain n'est pas seulement composé d'os et de viande mais aussi d'autres dimensions émotionnelles et énergétiques...

Une pathologie physique n'est donc pas que l'expression d'une anomalie au plan physique mais devrait, de part sa dimension holistique, inter-agir sur différents plans.

C - LES PATHOLOGIES BUCCODENTAIRES ET LEURS RESONNANCES DANS LE CORPS

A part une douleur aiguë d'une dent qui nous oblige à consulter en urgence notre dentiste, nous constatons qu'en général nous négligeons de faire traiter une carie débutante, une gencive qui saigne le matin, une dent manquante dans la bouche. Nous pensons que ces petites anomalies dentaires silencieuses sont négligeables pour notre santé. Hors il n'en est rien. Savez-vous qu'elles sont la cause possible de votre mal de dos, de vos migraines ou de vos acouphènes ! Eh bien lisez l'histoire suivante :

☺ Mr et Mme ZACCHARIE ont une fille : la tendinite

Je me souviens de ce jeune homme, un sportif classé dans les premiers français au ping-pong. Il m'a été adressé par son ostéopathe pour une tendinite à répétition chronique au coude droit depuis 8 mois qui le dérangeait énormément pour s'entraîner à un haut niveau. Ce patient ne se plaignait pas de ses dents et n'aurait pas consulté son dentiste si son ostéopathe ne le lui avait pas vivement conseillé.

L'examen dentaire trouva uniquement un amalgame dentaire sur 14 (première prémolaire supérieure droite). Par contre, le cliché radiographique de la dent révéla à sa racine un petit kyste. La dépose du plombage révéla une carie sûrement due à une infiltration sous le plombage ce qui avait fini par mortifier la dent. Le traitement de nettoyage de la racine et son obturation a mis fin au bout de 48 heures à sa tendinite chronique du coude droit.

1 - La dent infectée

<u>Comment une dent infectée peut-elle agir à distance sur le corps</u> ?
Les perturbations au niveau dentaire se propagent à travers le corps par trois voies principales :

La voie sanguine : les toxines d'une infection dentaire nommées la putréscine ou la cadavérine sont véhiculées par le sang et peuvent provoquer ainsi une septicémie ou une infection rénale par exemple.

La voie neuroréflexogène : le traumatisme sur la dent crée un influx nerveux ou réflexe qui se propage jusqu'à l'organe cible. Par exemple : les canines sont bien les dents de l'œil car elles troublent la vision ; les premières molaires droites et gauches sont réputées pour provoquer les sciatiques rebelles ; les premières prémolaires supérieures sont souvent en rapport avec les troubles digestifs.

La voie des méridiens d'acupuncture : si nous considérons que la dent est un point d'acupuncture alors elle influe sur la circulation énergétique de son méridien et perturbe l'organe concerné. Citons : les problèmes de vessie et de prostate sont en relation avec les incisives, tandis que les arythmies cardiaques sont liées aux dents de sagesse.

Aujourd'hui, avant de pratiquer une chirurgie cardiaque ou rénale, les chirurgiens demandent obligatoirement à leur patient de faire contrôler très minutieusement leur denture de tous risques infectieux avant l'opération car le risque infectieux post opératoire est très élevé. Ils nous conseillent d'extraire les dents dévitalisées.

C'est donc ainsi qu'une petite carie, un amalgame dentaire, une fêlure dentaire, un kyste dentaire, une racine restante sur l'arcade peuvent provoquer des tendinites chroniques ou des algies incoercibles alors que nous ne souffrons pas des dents.

2 - Les maladies de gencives

Les maladies de gencives par l'intermédiaire des microbes calcifiés dans le tartre sont à l'origine de maladies plus complexes car elles révèlent l'existence de carences vitaminiques, d'une insuffisance de circulation veineuse et un état de déminéralisation par acidification tissulaire.

Nous donnons cette image caricaturale mais parlante que les dents déchaussées sont comme des poireaux plantés sur un sol aride.

L'action dentaire doit être obligatoirement effectuée avec la collaboration du naturopathe pour restaurer le terrain du patient.

En effet, le naturopathe lui enseignera après un bilan vital, les règles de nutrition et une hygiène de vie pour rétablir un bon équilibre acido-basique.
Les gencives se déchaussent souvent à cause d'une salive trop acide. Il est évident qu'aujourd'hui le dentiste ne peut pas traiter une parodontose avancée sans la collaboration indispensable du naturopathe. Ce dernier proposera un traitement pour favoriser l'évacuation des acides associé à un régime alcalinisant le terrain. Un exemple de ce programme nous est livré par C. BRUN dans son livre : Athroses, arthrites et rhumatismes.

Les troubles à distance sont les sinusites chroniques, les douleurs d'arthrose et des troubles digestifs.

3 - Les dysfonctions de l'articulation temporo-mandibulaire

Avez-vous remarqué que, parfois, en baillant votre mâchoire se déboîte ou qu'elle craque lorsque vous mangez ?
Bien que vous ne souffriez pas, consultez votre dentiste car les pathologies de l'ATM (Articulation Temporo-Mandibulaire) et les acouphènes sont souvent à l'origine de migraines ou du mal de dos.
Les résonances s'effectuent par le biais du nerf trijumeau et provoquent des problèmes oculaires (migraines ophtalmiques), névralgies faciales, névralgies dentaires sporadiques, des problèmes auditifs, des sinusites et des cervicalgies.
Les déséquilibres de la mâchoire sont souvent dus à des obturations anciennes pratiquées au fil du temps et souvent d'un dentiste à un autre, sans se soucier de sa hauteur par rapport aux autres dents ou à des zones édentées.

4 - La toxicologie des matériaux dentaires : ce que vous devez savoir

En 1974, le Ministère de la Santé Suédois recommande de ne pas utiliser le nickel et le cadmium.
En 1981, l'agence nationale suédoise pour la santé INTERDIT leur emploi dans les alliages dentaires ; seuls sont admis les alliages à base d'or de haute qualité. Les alliages de chrome-cobalt demeurent exclusivement réservés pour l'instant aux prothèses amovibles.
Aux Etats-Unis, en Allemagne, en Suède, au Canada, au Japon, en Russie, en Autriche, en Australie, on INTERDIT l'usage du mercure en dentaire, en France, on continue de nier sa toxicité.
Les alliages dentaires se situent dans la classe Ia de la Directive Européenne n°93/42/CEE.

La corrosion galvanique :

Les travaux de la société ENGELHARD-CLAL et ceux de Mr André BEHLOULI, expert en corrosion dentaire, nous précisent que la corrosion galvanique résulte de l'hétérogénéité du milieu buccal, la salive et la ou les prothèses contenant des alliages.
Ce phénomène provoque l'effet d'une pile électrique, avec comme résultat l'apparition d'un courant de corrosion électrochimique.
C'est exactement comme si vous placiez une Anode (-) et une Cathode (+).
Sur l'anode le métal le moins noble se dissout, ce qui engendre une perte de substance et une diffusion chimique par la salive, le sang ou les tissus environnants.
Cette corrosion ajoutée aux sollicitations mécaniques favorisent la fatigue des matériaux.

Une publication de R.J Hodges (USA 1977) fait état de mesures de courant pouvant aller jusqu'à 1000 micro-Ampères.
Les matériaux les plus nobles prennent les potentiels les plus élevés et jouent le rôle de cathode.
Les matériaux moins nobles prennent des potentiels plus faibles et jouent le rôle d'anode corrodable.
Pour les parties enfouies ou recouvertes par la plaque bactérienne ou le tartre dentaire, en l'absence d'oxygène, le film d'oxyde ne peut pas se reconstituer, la structure peut se corroder très rapidement en relarguant des sels métalliques dans l'organisme.
Lorsqùe nous sommes en présence d'un défaut de coulée (porosité par exemple) d'un métal dentaire, la salive pénètre à l'intérieur des infractuosités. Elle s'appauvrit en oxygène et déclenche par différence de composition de la salive emprisonnée et de celle présente dans la bouche une corrosion galvanique.

L'électrogalvanisme buccal peut entraîner des pathologies locales ou générales :

- Goût métallique surtout au réveil,
- Mauvaise haleine,
- Sensation de brûlure, picotement dans la bouche sur les joues et les bords de la langue,
- Sensibilité dentaire,
- Décoloration et désintégration des restaurations dentaires,
- Dissolution des ciments dentaires,
- Inflammation des muqueuses,
- Proéminence et sensibilité des papilles linguales,
- Ulcération.

Au niveau des dents, apparaissent souvent des chocs électriques pulpaires ou des caries pouvant entraîner des décalcifications allant parfois jusqu'à la fracture.

Les pathologies peuvent ne pas se limiter à la bouche et aux dents.
Elles se manifestent comme une allergie ou une irritation chronique.

On peut enregistrer des réactions d'hypersensibilité sous forme d'eczéma, avec parfois des conséquences ophtalmologiques, oto-rhino-laryngologiques, gastro-entérologiques ou neurologiques.

En dentaire, les allergies au nickel sont effectives et potentialisées s'il existe un effet de bimétallisme.

Le " LIVRE BLANC DES ALLIAGES DENTAIRES " résume 650 rapports scientifiques et fût présenté aux facultés dentaires française lors de sa sortie. Parmi ces nombreuses études, il y a certaines données animales :

Le subsulphide de nickel est cancérigène après inhalation chez le rat et produit des tumeurs malignes du poumon.

L'injection ou l'implantation intra-musculaire de subsulphide de nickel, de poudre de nickel, de nickelocène ou d'oxyde de nickel, de carbonate ou d'hydroxyde de nickel produit un rhabdomyosarcome ou un fibrosarcome chez le rat. Le subsulphide de nickel et l'oxyde de nickel produisent des tumeurs similaires chez la souris ainsi que la poudre de nickel et le nickelocène chez le hamster.

La toxicologie de certains métaux relargués

➔ **Mercure (un des composants des amalgames dentaires) :**

Stocké dans :
Le foie, le cerveau, les reins, le sang.

Troubles toxicologiques aigus :
Allergie aux différents métaux (50 % de mercure, zinc, argent, indium, chrome, fer, cuivre, étain, nickel, etc.).
Picotements, sciatique, eczéma, rhinite allergique, bronchite.

Troubles toxicologiques chroniques :
Fatigue, rhino-pharyngite, coryza spasmodique, enrouement, surdité, vertige, parodontopathie, hypersalivation, conjonctivite, migraine.
Dépression.
Décoloration des gencives.
Céphalées.

➔ **Béryllium :**

Stocké dans :
Les os, le foie, la rate, les poumons, la peau.

Troubles toxicologiques aigus :
Hyperthermie (asthénie), amaigrissement progressif, irritations rhino-pharyngées, trachéo-bronchites, œdème des paupières, conjonctivite avec photophobie.

Trouble toxicologique chronique :
Intoxication (bérylliose).

➔ **Nickel :**

Stocké dans :
Les reins, l'hysophyse, le sérum, le sang, la peau, les poumons, le cœur, la vésicule, le pancréas, les os, la rate, le foie, les muscles, la moelle épinière, le cervelet.

Troubles toxicologiques aigus :
Irritations gastro-intestinales (diarrhées, vomissements), tremblements, convulsions, paralysie, œdème anaphylactique, fièvre, anorexie, lésions : pulmonaires, cérébrales, surrénales, hépatiques, rénales.

Troubles toxicologiques chroniques :
Irritations pulmonaires et voies respiratoires, irritation de la peau (allergie).

➔ **Fer :**

Stocké dans :
Enterocytes (appareil digestif)
Les poumons, le sang, le foie, la rate, la moelle osseuse.

Troubles toxicologiques aigus :
Troubles digestifs (gastro-entérite ulcérative), troubles hépatiques et rénaux.

Troubles toxicologiques chroniques :
Toux, bronchite chronique, inflammation des voies respiratoires supérieures, hypertension artérielle, dermatose, dyspnée.

➔ **Chrome :**

Stocké dans :
Le foie, les reins, les poumons, l'utérus, les os, le cœur, les intestins, le pancréas, le cerveau, les muscles.

Troubles toxicologiques aiguës :
Trachéo-bronchique, troubles digestifs, insuffisance rénale.

Troubles toxicologiques chroniques :
dermatose, eczéma, ulcération, allergie de contact.

➔ **Cobalt :**

Stocké dans :
Les reins, le foie, le pancréas, la rate, les surrénales, la thyroïde, le cœur, le sang.

Troubles toxicologiques aigus :
Gastro-entérite, paralysie, hémorragie, pneumonie aiguë, hypothermie.

Troubles toxicologiques chroniques :
Pneumonie (fibrose), toux, amaigrissement, cyanose, rhinite, eczéma, allergie au contact.

Comme nous pouvons le constater, il n'existe pas à l'heure actuelle, d'alliage sans aucun risque. Souvent le choix d'un alliage en chrome cobalt est celui pour lequel nous optons, car il répond à une demande lorsque l'argument financier est capital. En effet, on peut raisonnablement penser que le patient appareillé aujourd'hui avec une couronne sera plus tard porteur d'une adjointe métallique, elle aussi en chrome cobalt, ce choix permettant d'éviter les effets de corrosion dus au bimétallisme.
Notre préférence est d'utiliser de l'or ou au pire toujours choisir le même type d'alliage. Toutefois, ce choix sera dicté dans l'objectif de la meilleure santé du patient.
Comme on peut le constater, tout métal relargué d'un alliage n'est pas anodin pour la santé du patient. Nous précisons que les sels organiques de ces métaux normalement présents dans l'organisme n'ont pas ces inconvénients. Ils sont au contraire indispensables (les orotates, les pidolates, les gluconates). Il faudrait que des études sérieuses soient entreprises pour répondre clairement à la question suivante :
Peut-on assurer qu'un bimétallisme ayant créé un courant électrique, induit une fréquence électromagnétique différente de celle du corps humain ? N'aurait-il pas d'action sur le fonctionnement de nos cellules, par exemple : une multiplication anarchique de celles-ci ? Serait-ce une source possible des cancers ?
Il est important que des contrôles périodiques soient effectués par le praticien, afin de surveiller l'évolution du comportement des alliages dentaires au fur et à mesure de l'évolution prothétique de son patient. Il pourra ainsi prévenir (y compris par la dépose de la prothèse concernée) tous les risques de complications.
Il existe une contradiction entre deux Directives Européennes : la 94/27/CE et la 93/42/CE.
Depuis le 20 janvier 2000 est entrée en application la Directive 94/27/CE relative au nickel en bijouterie joaillerie, alors que le domaine des matériaux dentaires est sous la Directive 93/42/CE, relative aux dispositifs médicaux.
Comment dans un cas un nickel peut-il être éminemment toxique en bijouterie joaillerie, par des niveaux de concentration maximum de 0,05 % (des libérations de 0,5 micro grammes de nickel par cm2...) et dans l'autre cas, comment peut-on autoriser l'utilisation du Nickel pour des implants, bridges, couronnes à des doses 1200 fois supérieures (plus de 60 % de nickel) dont les taux de relargage sont passés sous silence ?
Dans son article de mai 1989, le Dr ATTIAS mettait déjà en garde : " il existe 22 ou 23 métaux utilisés en dentisterie pour la fabrication des amalgames (mercure...) parmi

ceux-ci, le bérylium qui n'est plus utilisé aujourd'hui dans les amalgames à cause de sa toxicité pulmonaire".

Des études ont montré qu'il était responsable de certains cancers de poumon. D'autres métaux sont également toxiques lorsqu'on effectue les mesures de potentiel au niveau de la bouche : le nickel, le cuivre (qui peut provoquer des saignements utérins).

Comment se fait-il qu'on ai retiré le bérylium pour la fabrication des amalgames en 1989, et pourquoi autorise-t-on encore en 2005 que certains alliages à base de nichel-chrome contiennent du bérylium même en pourcentage minime.

Nous n'avons pas le droit de prendre un quelconque risque par rapport à la santé du patient et la confiance qu'il nous a accordé, alors qu'il existe une multitude d'autres alliages sans bérylium.

Notre préférence reste l'or, produit utilisé depuis l'époque des pharaons, sa bonne tolérance en bouche depuis 7000 ans justifie que nous puissions le préconiser en remplacement des métaux à risques.

Le Conseil supérieur d'hygiène publique de France a été sollicité fin 1994 et a émis le 9 novembre1995 des recommandations visant à réduire les émissions de mercure dans l'environnement.

Ainsi, l'obligation de récupérer les déchets d'amalgame issus de cabinets de soins a été définie dans l'arrêté interministériel du 30 mars 1998 (publié au Journal Officiel du 7 avril 1998). De même que la récupération de thermomètres au mercure dans les hôpitaux dès la fin de l'année 1998.

Comment peut-on supprimer l'usage du mercure pour ne pas polluer l'environnement et l'accepter dans notre bouche ?

Nous vous conseillons de vous reporter au livre du Dr Bernard MONTAIN DOGNA : *"Les dangers de l'amalgame dentaire"* édition de l'Encre, ainsi que celui de M. MICHEL DOGNA : *"Prenez en main votre santé".*

LES METHODES DE DETOXICATION DES METAUX LOURDS

Nous savons que la dépose des amalgames à mercure provoque des relargages, des vapeurs de mercure et la possibilité d'ingestion de poussières d'amalgames. Aussi, il est prudent de prendre quelques précautions avant de les déposer. Il est essentiel de protéger les patients fragiles ... et d'adjoindre un traitement de désintoxication des métaux lourds. L'aide d'un naturopathe est indispensable pour effectuer un bilan vital avant le traitement. Ce professionnel de santé naturelle prescrira une nutrithérapie adaptée et proposera une prescription de produits homéopathiques ou naturels pour le drainage des métaux lourds.

Il existe bien des protocoles selon les auteurs. Nous avons retenu :

- 1ère formule : Mercurius solubilis
+ Aurium metallicum
+ sélénium + vitamines A, C, E.

- 2ème formule : Patch homéopathique d'un morceau d'amalgame prélevé en bouche.

- 3ème formule :

CHLORELLA
Elimination des résidus d'amalgames à mercure dentaires.
La Chlorelle est une algue unicellulaire d'eau douce existant déjà bien avant l'arrivée de l'homme. Elle fut découverte en 1890 par un microbiologiste hollandais Martinus BEIJERNICK, fasciné par sa teneur en chlorophylle et par la présence d'un élément lui conférant un taux de multiplication élevé : le CGF (facteur de croissance Chlorelle).
Depuis, la Chlorelle n'a cessé de générer un intérêt considérable dans le monde, puisque des instituts aussi prestigieux que la fondation ROCKFELLER et la NASA l'étudient minutieusement.
En effet, la Chlorelle contient plus de 60 % de protéines et des vitamines (A, Bêta carotène, B, C, E, K) et des minéraux dont le calcium, le fer, le phosphore, le manganèse et le zinc. En outre, elle renferme trois éléments inestimables : la chlorophylle, la membrane celllulaire et le CGF.

La Chlorophylle
Avec une concentration de 4 %, le double de celle observée habituellement, elle contribue à l'élimination et au nettoyage de notre système digestif procurant ainsi une sensation de bien être.

La Membrane cellulaire
Elle présente la faculté de fixer les produits chimiques et les métaux lourds. N'étant pas digérée, elle en assure ensuite le rejet par les voies naturelles. La Chlorelle, par exemple, est prescrite en Suède par les dentistes pour favoriser l'élimination des résidus dangereux d'amalgames dentaires.

Le CGF
Ou Facteur de Croissance Chlorelle, provient du noyau de la cellule et confère à la chlorelle un taux de multiplication très rapide. Il possède en particulier des concentrations importantes en acides nucléiques : ADN et ARN indispensables à la division, la multiplication et la croissance cellulaire. Le CGF représente 20 % du poids de la Chlorelle sélectionnée par la Société Flamant Vert.

Composition
Analyses pour 100 g

ANALYSES		MINERAUX/VITAMINES	
Eau :	3,5 g	Potassium :	864 mg
Protéines :	61,9 g	Magnésium :	308 mg
Fibres :	3 g	Carotènoïdes :	155 mg
Chlorophylle :	4 g	Calcium :	125 mg
CGF :	20 %	Fer :	120 mg
		Vitamine A :	40200 u.i.
Métaux lours : non détectés		Vitamine E :	17,2 mg
(seuil de détection 20 ppm)		Vitamine B1 :	1,03 mg
		Vitamine B2 :	4,93 mg
Digestibilité :	82,8 %	Vitamine B6 :	2,23 mg
		Vitamine B12 :	3,3 µg
		Vitamine C :	91,0 mg
		ACIDES AMINES	
		18 acides aminés sont présents et tous les acides aminés essentiels sont représentés.	

Ces valeurs d'analyses sont données à titre indicatif et sont susceptibles de fluctuer en raison du caractère naturel du produit.

4ème formule :
FIBRO LYFT
Dépolluant de votre organisme composé de trois ingrédients qui permettent d'éliminer les métaux lourds.

Composition :	Fibre AU 701 :	236,94 mg
	Lyophylisant de broccoli :	79,20 mg
	Oléorésine naturelle de tomate titre à 6 % de licoféine :	13,86 mg
	Gélatine origine végétale :	97 mg

Posologie : 3 gellules par jour
90 gellules par boîte

Pour commander : Institut PHYTOCEUTIC
ZI La Palud - Rue A.Einstein
83600 FREJUS
Tél. : 0 800 127 190

LA THÉRAPEUTIQUE DE DÉPOSE DES AMALGAMES DENTAIRES

Michael HÜLSBERG a publié une étude étonnante appelée "thérapeutique d'élimination de l'amalgame dentaire" dans différentes revues scientifiques, notamment dans European Journal of Clinical Research on Biological Therapy (Journal of Natural Medecine).

Il s'interroge sur le risque d'aggravation de micromercuralisme possible lors de la dépose des amalgames à mercure. C'est pourquoi il propose l'indication d'une préparation homéopathique : **le Dérivatio H.**

Sa méthodologie consiste à analyser les cheveux en minéraux, à mesurer les courants galvaniques intrabuccaux avant et après la dépose des amalgames dentaires. De plus, il propose une médication de Derivatio H (3 fois 2 comprimés par jour) pendant 4 semaines suivi d'une prise de sélénium (100 mg/jour) pendant aussi 4 semaines et de boire si possible chaque jour 2 litres d'eau pendant la durée du traitement pour soutenir l'excrétion. Le protocole de dépose odontologique de l'amalgame est toujours soumis à des conditions très spécifiques : aspiration forte, gros spray hydrique... Il note cependant que si la digue en caoutchouc est intéressante pour éviter toute ingestion, elle est toutefois perméable aux ions de mercure et à la vapeur de mercure.

La caractérisation des patients

Les cheveux et les ongles sont des marqueurs de stockage dans les tissus. Ils permettent de constater de manière particulièrement fiable les carences en minéraux ou l'exposition de longue durée à des produits toxiques. L'analyse des cheveux et des ongles est utilisée depuis des décennies en médecine judiciaire. On trouve souvent des concentrations élevées chez les malades chroniques ou les patients présentant des symptômes d'origines inconnues :

- réceptivité allergique
- anxiété
- dépression
- fatigue : manque d'énergie
- trouble de la mémoire
- problèmes cutanés
- problèmes cardiaques
- problèmes auditifs
- faiblesse immunitaire
- névralgies
- insomnie
- douleurs
- vertiges
- troubles intestinaux
- tremblements

Les résultats de l'analyse des cheveux en minéraux ont montré une chute nette de la concentration de mercure dans les cheveux de tous les patients. Avant traitement, la concentration en mercure était en moyenne de 0,317 ppm (100 %) elle est après traitement de 0,092 ppm (29 %).

Les patients n'ont fait part d'aucun effet secondaire ou d'intéraction indésirable. La thérapeutique d'élimination de l'amalgame dentaire s'est avérée extrêmement efficace en ce qui concerne tous les paramètres examinés. La tolérance à la médication par Dérivatio H et de la substitution au sélénium a été excellente. Notons que pour l'assistante dentaire le Dérivatio H et le sélénium pourraient être indiqués.

En effet, l'analyse des cheveux en minéraux de l'assistante dentaire employée au protocole de dépose des amalgames montre une baisse de 60 % du taux de mercure qu'elle a emmagasiné pendant l'étude ; cette dernière n'ayant pas d'amalgame en bouche.

Comprimés Dérivatio H

Composition : 1 comprimé (260 mg) contient : Anagallis arvensis, Argentum metallicum, Arnica montana, Aurum metallicum, Bryonia, Vegetabilis, Chelidonium majus, Citrullus colocynthis, Cytisus scoparius, Digitalis purpurea, Selenicereus grandiflorus, Silybum marianum, Smilax, Stannum metallicum, Strophanthus gratus, Taraxacum officinale, Veronica virginica, Viscum album.

Boîte de 100 comprimés

Posologie : sauf prescription contraire, prendre 2 comprimés 3 fois par jour.

Propriétés :

- Stimule l'évacuation hors de l'organisme des produits du métabolisme et des produits nocifs type amalgame,

- Traitement d'assistance des principaux organes responsables des processus de décomposition et d'élimination tels que :

➔ foie/vésicule biliaire
➔ rate/système lymphatique
➔ reins/voies urinaires d'évacuation
➔ peau, poumon, intestin

- Fortifie la circulation sanguine et du coeur,

- Thérapie des troubles psychiques résultant de maladies graves,

- Soulagement des états douloureux.

PROTHÈSES DENTAIRES : GÉNÉRALITÉ ET CLASSIFICATION

Vous est-il déjà arrivé de ne rien comprendre à votre devis de prothèse dentaire ? Quel produit choisir, quel matériaux est le mieux toléré pour votre santé ? Voilà pourquoi nous avons adjoint un chapitre expliquant en détail les techniques utilisées pour confectionner des prothèses dentaires. En connaissant ce que votre chirurgien-dentiste a l'intention de poser dans votre bouche et avec quel matériau, vous pourrez faire un choix éclairé pour votre santé. Toutefois, si le lecteur trouve trop ardue cette rubrique, il pourra sans crainte de perdre le fil du livre, le laisser en suspend. Et, le jour où il sera concerné par un traitement prothétique, il s'y référera alors aisément. Nous avons présenté les différentes prothèses sous forme de conseils pour les consommateurs, en notant objectivement les avantages et les inconvénients de chaque produit ainsi que notre avis de spécialiste. A la fin de ce chapitre nous avons établi un tableau récapitulatif résumant l'intérêt de chaque produit.

Il y a plusieurs types de prothèses :

- Les prothèses **fixées, implantaires.**
- Les prothèses **adjointes partielles, totales, squelettiques, gouttières.**
- Les prothèses **orthodontiques.**

LES PROTHÈSES FIXÉES

Elles sont réalisées sur des dents taillées ou implants posés par le chirurgien dentiste.
Il existe deux grands types de préparations :

1 • <u>La Jaquette</u> : la dent est taillée de dépouille, c'est-à-dire légèrement conique en conservant les deux tiers de sa hauteur afin de pouvoir la recouvrir par une prothèse.

La dent taillée peut être vivante ou dévitalisée (action de retirer le nerf à l'intérieur du canal dans la racine).

2 • <u>La Richmond</u> : elle est réalisée forcément sur des dents dévitalisées. Le praticien supprime pratiquement la partie supérieure de la dent, ensuite il taille la partie utilisable de dépouille et prépare le logement canalaire (partie où se trouvait le nerf), afin de pouvoir y placer un **tenon** ou **pivot.**

La Richmond peut donc s'appeler : Richmond, dent à pivot, dent à logement canalaire.

3 • <u>L'ancrage radiculaire</u> :

• <u>L'inlay core</u> :

Ils peuvent être réalisés en différents matériaux, métaux, composites, céramiques, fibres de carbone.

Directement en bouche en résine (inlay-core méthode directe ; c'est-à-dire sans empreinte directement sur la dent) puis envoyé au laboratoire afin de le couler dans l'alliage choisi.
Indirectement, le praticien prend alors une empreinte (enregistrement en creux dit en négatif) de la bouche qui sera traitée par le laboratoire qui réalise un modèle en plâtre ou en résine époxy afin d'obtenir un modèle reproduisant exactement la réplique de la bouche (modèle dit en positif).
Ensuite, le prothésiste dentaire pourra sculpter une maquette en cire de la future prothèse qu'il transformera dans l'alliage choisi. Après avoir été coulée, cette pièce métallique sera usinée, ou bien réalisée avec d'autres matériaux suivant la prescription du praticien.

La **technique de cire perdue** existe depuis l'Egypte Ancienne, bien sûr aujourd'hui elle est réalisée avec les mêmes techniques que celles utilisées dans l'aérospatialle telles-que, par exemple : **la fonte par induction.**
L'intérêt de l'induction est de n'apporter **pratiquement aucune inclusion** de gaz brûlés qui pourraient détériorer la nature ou les propriétés mécaniques de l'alliage utilisé. C'est simplement l'accélération des électrons autour du noyau qui provoque une augmentation du rayon atomique (d'où l'augmentation du volume d'une masse métallique en fonction de la température), permettant à l'alliage de passer respectivement d'un solide, à une phase pâteuse puis à l'état liquide.

• A l'heure actuelle, **le pivot** à base de fibre de carbone concurrence l'inlay-core métallique.
Les avantages principaux sont :
- confection directe au fauteuil dentaire, donc gain de temps,
- pas de métal mais constitué en fibre de carbone ou en fibre de verre associée à une résine macrochargée.

• **La couronne coulée métallique :**

Elle **sert à recouvrir et consolide** la dent qui a été préparée, et reconstitue la forme anatomique initiale ou idéale de celle-ci, elle peut être réalisée en or ou en alliages précieux ou non précieux.
Nous la trouvons quelquefois nommée de façon impropre : **coiffe coulée métallique.**

Avantages :
- Rétablit bien la fonction,
- Très résistante,
- Coût moindre.

Inconvénient :
Peu esthétique.

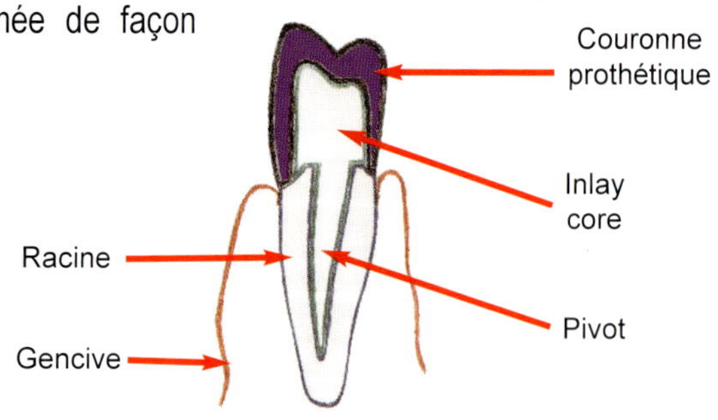

Fig.1-1 - coupe d'une dent couronnée

Conseils :

Elle **ne doit pas vous gêner** lorsque vous serrez les dents.

Son **volume** doit être **identique à l'ancienne dent.**

Elle doit être **parfaitement ajustée** et avoir une **parfaite tenue** pour ne pas engendrer d'irritation gingivale.

Les **points de contact** avec les autres dents doivent être **suffisamment forts** afin de ne pas permettre aux aliments de se coincer (risque de bourrage alimentaire et par la suite de poches parodontales).

La **partie gingivale** (partie à proximité ou en contact avec la gencive) doit être **fine**, en laissant des **embrasures** suffisamment **larges** pour permettre un bon nettoyage (espace sous et autour des points de contacts interproximaux, permettant une bonne hygiène).

Notre préférence **:** sa réalisation en or est souhaitable aux non précieux compte tenu d'une meilleure bio compatibilité. L'or est moins dur, son usure se rapproche de celle des dents naturelles.

- **La C.I.V. ou Couronne à Incrustation Vestibulaire** :

Elle a les mêmes fonctions que la couronne coulée métallique, avec en plus sa face apparente dite face vestibulaire en matériaux cosmétiques : résine, composite, céramique.

Avantages :
Idem qu'une couronne coulée.

Inconvénients :
- Peu esthétique pour les dents au maxillaire supérieur.
- Après usure de la résine, le métal devient vite apparent.
- Jamais esthétique pour les dents mandibulaires.

Conseils :
Identiques à la couronne coulée.

Le matériau cosmétique doit répondre à vos critères d'esthétique, pour des raisons mécaniques de résistance, il est préférable de ne pas utiliser la résine qui a une abrasion trop importante. Le composite serait plus acceptable, préférez-lui la céramique pour sa meilleure résistance.

- **La couronne définitive tout en résine sur armature métallique**.:

Avantages :
- Prix inférieur à la céramique,
- Esthétique.

Inconvénients :
Matériaux beaucoup trop tendre, avec un coefficient d'abrasion très important, entraînant une usure rapide (souvent entre 7 à 10 ans).

Au fur et à mesure de l'usure de la résine, les dents antagonistes et proximales (dents environnantes) se déplacent.

La résine diminue, jusqu'à la fracture.

Risque de micro-porosités favorisant la rétention de bactéries entraînant de sérieux problèmes d'haleine.

Conseils :
Fortement déconseillée, en effet si le prix peut paraître intéressant d'un premier abord, on s'aperçoit vite, compte-tenu de la mauvaise résistance à l'abrasion de ces matériaux, qu'il s'agit d'une fausse économie. Il faudra en effet dans le meilleur des cas la refaire, et malheureusement, travailler les dents environnantes puisqu'elles ne seront plus à leur bonne place sur l'arcade dentaire.

Souvent, après une telle déception, on se décide à refaire ces travaux dans des matériaux plus résistants, donc en céramique. Le problème est qu'il faut réaliser bien souvent plusieurs dents, 7 à 10 années plus tard, donc le coût final devient beaucoup plus élevé.

- **La dent provisoire en résine** :

Avantages :
- Prix raisonnable,
- Bon maintient des dents à leur place,
- Retient, lorsqu'elle est bien faite, la gencive en place,
- Evite les saignements lors de la prise d'empreinte,
- Confort esthétique, phonétique, et masticatoire.

Inconvénients :
Si les bords sont en dentelle, trop épais, ou de morphologie dentaire mal respectée : risques d'irritations.

Possibilité d'allergie à un des composants de la résine, et inflammation gingivale avec une désagréable impression de picotements.

Conseils :
Très vivement recommandée, compte tenu des nombreux avantages qu'elle procure (esthétique et maintient bucco-dentaire surtout pour de grandes restaurations).

- **Les inlays et onlays** :

Leur rôle est de reconstituer une partie d'une dent. Dans le cas où ils seraient encastrés dans la dent, ils prennent la dénomination d'Inlays ; autrement, quant ils recouvrent une partie de la dent, ils s'appellent Onlays.

Ils peuvent être de différents matériaux : métaux précieux, non précieux, composites, céramiques.

Ils permettent souvent de garder les dents vivantes.

Les inlays sont des produits de choix pour la dépose de gros amalgames.

L'inlay métallique :

Avantages :
Il a les même avantages qu'une couronne coulée, traditionnellement réalisé en or, métal permettant un brunissage plus aisé des bords de l'inlay. Cependant, les techniques de coulée ayant beaucoup évoluées ces dernières années, il est possible aujourd'hui de le réaliser en non-précieux.

Inconvénients :
Aucun, si ce n'est son esthétique.

Conseils :

Si le fait de voir du métal dans votre bouche ne vous gêne pas, c'est une excellente solution.

Notre préférence est de le réaliser en or, meilleure bio-compatibilité et brunissage des bords beaucoup plus aisé.

L'inlay composite :

Avantages :
Esthétique.

Inconvénients :
Pour des raisons techniques, il risque parfois de se rétracter et par décollement avec la dent, il peut entraîner des infiltrations bactériennes qui engendrent, si l'on ne s'en aperçoit pas rapidement, des reprises de caries.

Conseils :
C'est une solution vraiment intéressante pour des petites restaurations, alliant esthétique et résistance à l'abrasion.

- **L'inlay en céramique** :

Avantages :
Esthétique et résistant.

Inconvénients :
Risque de se fracturer dès la pose. (Problème de préparation de la dent, de défauts de fabrication, pressions internes ou externes trop fortes).
Fractures engendrées par un collage insuffisant.
Il faut absolument éviter tous chocs durs entre les dents, comme par exemple : casser des noisettes.

Conseils :
Merveilleux produit, à condition que les critères de teinte soient parfaitement respectés.
Il demande une maîtrise de préparation de la dent, une très grande rigueur dans sa fabrication, une équilibration occlusale et un collage parfait.

- **L'amalgame dentaire, aussi appelé plombage :**

Avantages :
Peu coûteux,
Rapidement effectué.

Inconvénients :
- Risque d'allergie à l'un de ses constituants (mercure, zinc, argent et autres),
- Risque de corrosion, surtout associé à d'autres métaux,
- Reprise de caries possible par corrosion des bords ainsi qu'éclatement par tassement et compression d'une partie de la dent restante.

Conseils :
A proscrire : inesthétique, risque d'intoxication au mercure, problèmes d'allergies.
Compte tenu qu'aujourd'hui, nous avons des produits de substitution, il est, dans la mesure du possible, préférable d'utiliser des techniques plus esthétiques ne risquant pas de créer des phénomènes de corrosion et de relargage d'ions métalliques dans l'organisme.

- **La céramique :**

Avantages :

- Esthétique, apparence et transparence très proche de la dent naturelle.
- Résistance largement suffisante.
- Bon vieillissement en bouche.
- Grand choix de techniques possibles en fonction du cas à réaliser : sur alliages précieux, semi-précieux, non précieux, sur chape d'alumine, sur titane, sans chape du tout.

Inconvénients :

Très dure, donc elle doit impérativement être parfaitement réglée dans sa forme et sa hauteur, car elle risque si elle est trop haute, d'user prématurément les dents antagonistes (dents se situant en face de la prothèse), de casser ou fracturer l'antagoniste.

Comme tous les matériaux très durs, en cas de mauvais réglage, ce n'est pas elle qui va s'adapter, mais son environnement avec tous les problèmes que cela suppose.

Conseils :
Si vous devez choisir un matériau, esthétique, biocompatible, résistant, c'est le choix que vous devez faire.

Mais attention à bien prévenir votre praticien à la moindre gêne, afin qu'il puisse effectuer les réglages indispensables pour la pérennité de votre prothèse.

QU'APPELLE-T-ON : UN BRIDGE ?

Le bridge (de l'anglais pont) est une prothèse fixée qui utilise des dents, des racines ou des implants afin de reconstituer les dents manquantes entre celles-ci.

Avantage :
Etant une prothèse fixée en bouche, c'est un confort pour le patient qui retrouve à la fois l'esthétique et la fonction de ses dents.
Il peut être réalisé avec plusieurs matériaux, il peut aussi être mixte : céramique et couronne coulée, etc.

Inconvénient :
Il faut souvent tailler et dévitaliser les dents saines afin de pouvoir les utiliser pour la réalisation du bridge, ce qui est mal vécu par rapport au coté symbolique de la dent.
Les bridges demandent une grande rigueur pour leurs réalisations, avec des formes prophylactiques afin d'assurer une parfaite hygiène.

Conseils :
C'est une prothèse qui apporte un grand confort malgré les contraintes et les précautions à prendre pour l'hygiène. Il est conseillé, pour ses grandes qualités esthétiques et fonctionnelles. Il évite, quand les piliers restants sont suffisants, de porter un appareillage amovible...

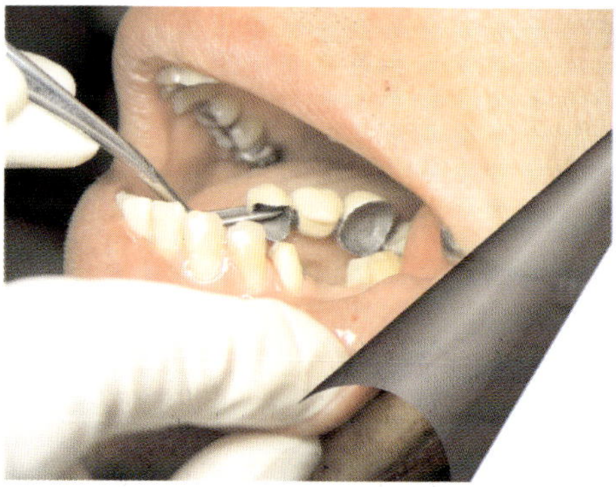

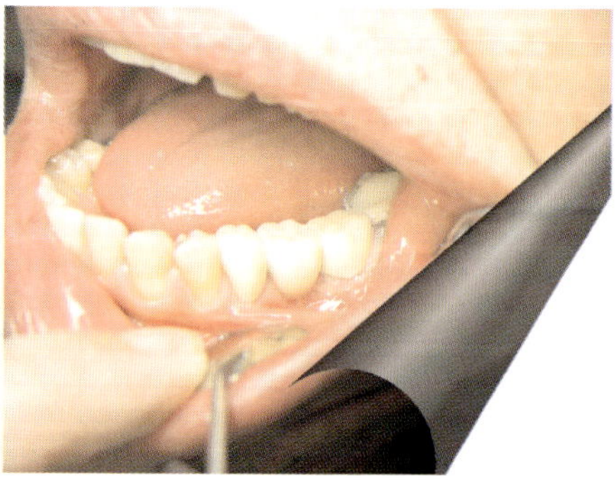

- **Bridge Collé** :

Avantages :
Esthétique, il permet de garder les dents vivantes.
Inconvénient :
N'est pas pris en charge par la sécurité sociale.
Conseils :
Recommandé, car il évite la dévitalisation des dents piliers.
Notre préférence : il est souhaitable de le réaliser en or.

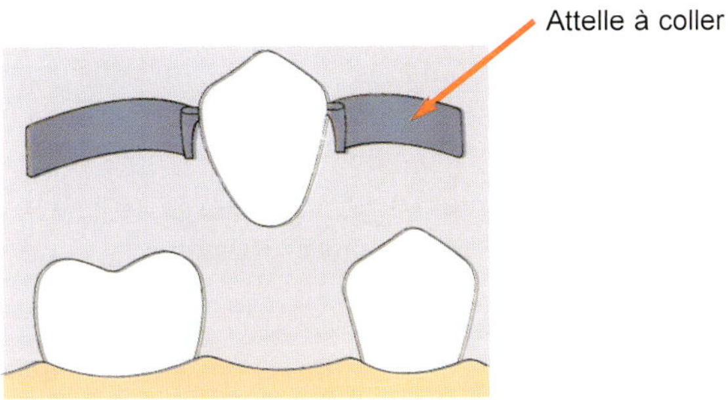

Fig. 1-3 - Un bridge collé

- **Implant dentaire** :

Avantages :
Il recrée de fausses racines qui permettent de réaliser une prothèse vissée ou scellée fixe, évitant ainsi une appareillage amovible.

Dans le cas où il n'y a pas suffisamment de piliers, la pose d'implants permet la réalisation du bridge.

Quand une prothèse adjointe ne tient pas en bouche, l'implant peut permettre de recréer des points d'ancrage pour celle-ci.

Il peut avoir des applications en orthodontie.

Inconvénients :
Encore cher.
Demande une très grande rigueur pour sa pose et une exigence sans faille pour la pro-

thèse réalisée sur celui-ci ainsi que des contrôles et une hygiène parfaite.

Conseils :
Conseillé à condition que la pose soit réalisée par un spécialiste.

Bien poser les conditions de garantie, surtout quand l'implant est posé par un implantologue et la prothèse par votre praticien.
Il faut des visites de contrôle périodiques ainsi qu'une hygiène parfaite, un bon état de santé qui ne risque pas de devenir une contre-indication (diabète, alcoolisme, etc..).

Notre préférence : c'est une solution d'avenir, surtout avec l'arrivée de matériaux biocompatibles (bio céramiques, etc.).

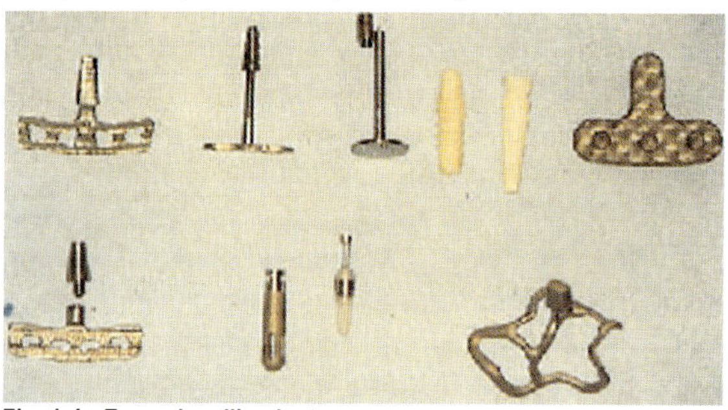

Fig. 1-4 - Exemples d'implants

LES PROTHESES ADJOINTES :

Ces prothèses sont réalisées lorsqu'il n'est plus possible de poser une prothèse fixée. Ce sont des appareils tenant en bouche par différents artifices : crochets, attachements, implants ou joint périphérique dans le cas d'une prothèse adjointe totale (c'est-à-dire lorsqu'il n'y a plus de dents en bouche).

Elles sont aussi appelées prothèses mobiles, ceci est un terme impropre, car si elles sont mobiles en bouche, ce n'est certainement pas un gage de réussite.

Elles se divisent en plusieurs catégories :

- Adjointe partielle en résine,
- Adjointe métallique,
- Improprement appelée stellite (nom d'un type d'alliages),
- Adjointe totale (prothèse complète).

- **Adjointe Partielle en résine** :

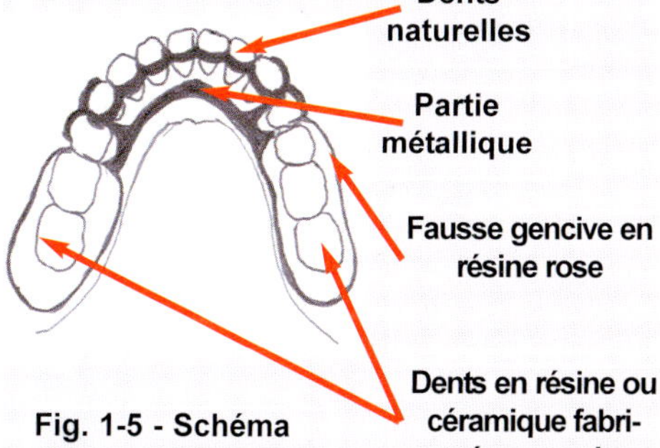

Fig. 1-5 - Schéma d'une prothèse partielle métallique

Avantages :
C'est la technique la moins coûteuse.

Réalisée en résine rose pour simuler la gencive, sur laquelle sont posées des dents fabriquées en usine. Des crochets en alliages dentaires sont façonnés par le prothésiste dentaire pour assurer la tenue de la prothèse.

Facile à nettoyer puisqu'elle peut se passer sous un robinet.

Inconvénients :

- Encombre et réduit le volume de la cavité buccale.
- Risque de problèmes de phonétique.
- Demande à être nettoyée après chaque utilisation.
- Problèmes liés aux allergies des colorants contenus dans la résine.

Conseils :

C'est un bon produit quand le budget ne permet pas de s'offrir une autre prothèse.
Il faut vérifier l'usure des résines.

Elle doit être bien tolérée, bien entretenue avec des visites de contrôle périodiques chez le praticien.

- **Adjointe partielle métallique** :

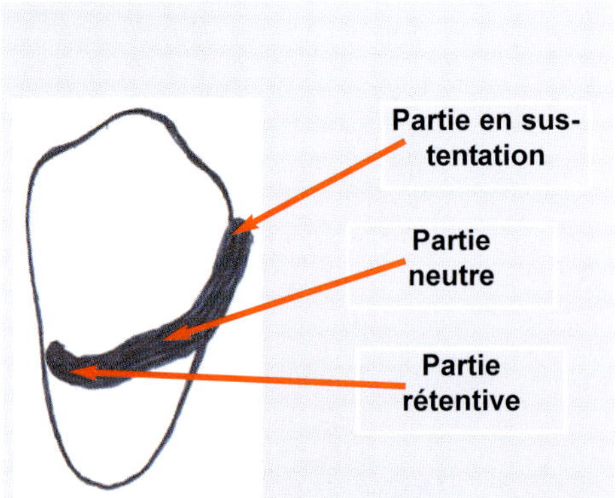

Fig. 1-6 - Schéma crochet

Avantages :
- Prothèse à la fois légère et solide.
- Encombrement réduit par rapport à l'adjointe en résine.
- Stabilité accrue lors de la mastication.

Inconvénients :
Les mêmes inconvénients que la prothèse partielle en résine.
Risques d'allergies aux métaux et aux résines.
Risque de corrosion, dû souvent au bimétallisme.

Conseils :
- Excellent produit.
- Demande un suivi périodique chez le dentiste.
- Il faut contrôler l'usure des résines.

- **Adjointe Partielle en Acétate** :

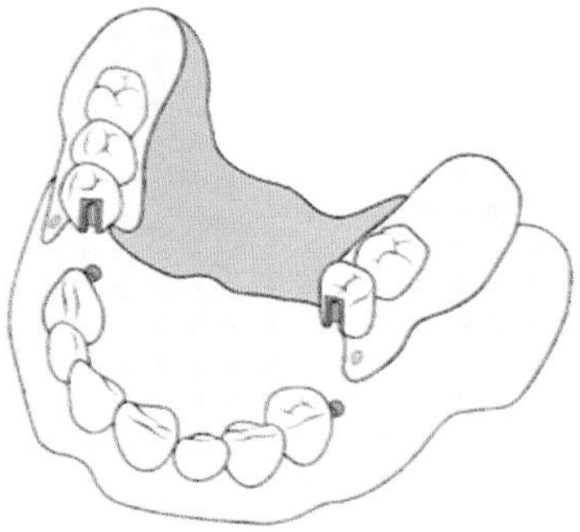

Fig. 1-7 - Appareil amovible avec attachements

Avantages :
Les mêmes que la prothèse adjointe partielle métallique, mais avec le problème du métal en moins, car même les crochets sont en résine.

- **Adjointe totale** :

Cette prothèse est réalisée lorsqu'il n'existe plus de dents sur la ou les arcades.
Elle tient par la réalisation d'un joint périphérique, qui produira combiné à la salive un effet de succions (ventouse).
La rétention peut être renforcée par la pose d'implants qui servent d'ancrages.

Avantages :
- Evite de rester totalement édenté,
- Redonne une esthétique du visage en gonflant les lèvres et diminuant les rides.

Inconvénients :
- Très épais, il faut prendre son temps pour trouver un confort phonétique et masticatoire,
- Bouge beaucoup si on n'a plus de crête osseuse.

Conseil :
- Utiliser de la crème adhésive qui donne un confort par une aisance dans la sensation buccale :
  - moins de douleur à la mastication par l'interposition d'un coussin élastique.
  - plus de crainte que les prothèses tombent pendant la conversation ou le repas.

- **Systèmes d'ancrages avec attachements** :

Ils permettent notamment d'éviter les crochets sur les prothèses adjointes.

Avantage :
Esthétique.

Inconvénients :
Souvent fragiles.
Demandent un contrôle fréquent.

Conseils :
Bien respecter les visites périodiques chez le chirurgien dentiste.
Lui demander, les référence exactes de l'attachement, car si par la suite une partie de celui-ci usée est à changer, ces références vous sont précieuses.

- **Les gouttières** :

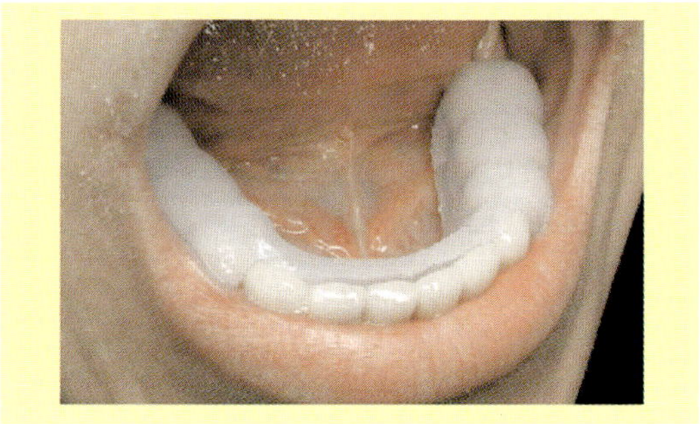

Fig. 1-8 - Gouttière

Ce sont des prothèses transitoires utiles pour détendre les muscles masticateurs ou pour replacer les deux arcades dans une position physiologique et fonctionnelle.

Avantages :
Vous pouvez à tout moment les enlever sans avoir abîmé les dents.
Elles permettent une relaxation neuromusculaire.
Elles libèrent les articulations temporo-mandibulaires.
(En modifiant la dimension verticale, elle favorise une meilleure relation du condyle mandibulaire par rapport à la cavité glénoïde du temporal).

Type de prothèse	Réalisée en or	Réalisée en chrome-cobalt	Notre avis
inlay core	+++++	- - - - -	+++++
couronne coulée	+++++	- - - - -	+++++
civ résine	c'est du gâchis	c'est inutile	- - - - -
civ composite	- - - ++	- - - - -	- - +++
civ céramique	+++++	- - - - -	+++++
résine sur base métallique	c'est du gâchis	c'est inutile	- - - - -
dent provisoire			+++++
inlays, onlays métalliques	+++++	- - - - -	+++++
inlays, onlays, composites			- - +++
céramique sur métal	+++++	- - - - -	+++++
céramique sans métal			+++++
inlays, onlays céramiques			+++++
bridge	+++++	- - - - -	- - +++
bridge collé	+++++	- - - - -	+++++
implant			- - +++
adjointe résine			- ++++
adjointe métallique			- -+++
adjointe en acétate			+++++
adjointe totale dents résine			- ++++
adjointe totale dents porcelaine			+++++
pivot en fibre de carbone			+++++

+++++	excellent
-++++	bon
- -+++	acceptable
- - -++	déconseillé
- - - - -	mauvais

Les somatotopies ou les pathologies à distances

☺ **Françoise et le coup de pot.**

Je me souviens de Françoise S. 50 ans, une dame très douce mais très timide qui est venue à mon cabinet en boitant étrangement. Elle avait une grosse carie sur la 35 (2ème prémolaire inférieure gauche) qui lui faisait mal et elle me fit savoir qu'elle souffrait énormément de son genou gauche depuis 4 mois.

Il se trouve par hasard que la 35 gère justement la zone du genou du point de vue réflexologie dentaire.

Le traitement de la carie a soulagé immédiatement son genou sur le fauteuil et Françoise est repartie en sautillant car elle allait pouvoir refaire des randonnées.

1 - Les travaux du Docteur Albert ROTHS

Je profite de l'occasion de ce livre pour rendre hommage à Monsieur Albert ROTHS parce qu'il est le père de la dentisterie énergétique. En effet, c'est en sortant de son séminaire que ma vie professionnelle a basculé et qu'aujourd'hui j'ai pu exploiter toutes mes compétences sur l'acupuncture et l'homéopathie en rapport avec les dents et ainsi proposer à mon tour une vision plus vaste de la dentisterie.

Quinze ans auparavant, j'ai rencontré cet homme qui dénonçait déjà la toxicité des métaux et du mercure, de l'électrogalvanisme buccal et découvrait les résonances dentaires sur le corps. Il a montré l'intérêt de la médecine douce par rapport à un concept dentaire. Sa vision nouvelle a incité, quelques dentistes passionnés par leur métier, a créer l'Association Odontologie Energétique Thérapeutique (ODENTH). (à l'époque, ils étaient les premiers dans l'histoire de la médecine à dire au grand jour qu'ils avaient l'étiquette d'énergéticiens et ce malgré les risques énormes encourus. Qu'ils soient tous ici remerciés pour leur courage).

Ces chirurgiens-dentistes du nouvel âge ont enfoncé une lourde porte, ce qui a permis à toutes les médecines naturelles et manuelles de passer au stade de médecines énergétiques.

La planche de résonances dentaires du Docteur ROTHS qui devrait être affichée dans les cabinets de médecine générale. En substance, elle révèle que les dents mandibulaires représentent les répercussions dentaires sur les pathologies organiques et les

Somatotopie : relation à distance entre une zone réflexe et un organe cible

dents maxillaires sur les pathologies psychologiques. Ces relations dent-organe ont été trouvées empiriquement après un relevé statistique effectué par le Docteur ORSATELLI (médecin conseil) sur un grand nombre de patients qu'il a dû examiner pendant leur maladie et après leur guérison. Il s'est aperçu que de nombreuses affections chroniques ont été nettement améliorées, voire guéries, à partir de soins stomatologiques. Le Docteur A. ROTHS (chirurgien-dentiste) a repris les travaux de cet éminent médecin. Les recherches du Docteur ROTHS ont abouti à une vision nouvelle de la dentisterie.

Il nous livre par ses séminaires une méthode avant-gardiste de soins dentaires. Il nous montre que s'il existe une dent algogène et si nous la soignons bien, alors nous aurons de fortes chances d'améliorer une pathologie autre que le mal de dent dont se plaint notre patient. La cartographie dent-organe qu'il a établi après trente ans d'expérience de cabinet est un véritable cadeau.

Un chirurgien-dentiste, mais aussi un médecin, un ostéopathe, un naturopathe, un chirurgien orthopédique, un podologue... tout thérapeuthe peut désormais examiner la bouche de son patient s'il a une grande difficulté à le traiter. Ainsi, il s'apercevra que souvent une dent est en cause (c'est le cas pour une édentation non restaurée, une dent cariée, fissurée, usée, une gencive enflammée...).

Rappelons qu'aujourd'hui, avant une chirurgie cardiaque ou rénale, les chirurgiens nous demandent un contrôle pointu des dents de leur malade et nous conseillent vivement de ne pas hésiter à extraire les dents dévitalisées. Le risque d'infection post-opératoire est très important : endocardite valvulaire pour le coeur et glomérulo-néphrite infectieuse pour les reins ou encore une septicémie. Il devrait en être de même pour toute chirurgie. Si le malade présente des difficultés de cicatrisation : nécrose de hanche récidivante, algodystrophie articulaire, plaies très lentes à refermer par exemple, il faut penser aux dents. C'est pour vous dire à quel point l'impact des dents sur le corps est important. Grâce à cette cartographie le chirurgien-dentiste ou n'importe quel thérapeute, en la consultant, peut pratiquer un dépistage préventif d'une maladie ou contribuer au bien être du patient.

Le Docteur HUYGINS fut le premier à ouvrir une clinique spécialisée dans le Colorado Spring aux Etats-Unis, dans laquelle il pratiquait un assainissement buccodentaire avec la dépose systématique de tous les amalgames au mercure. Son protocole de soin a permis de guérir beaucoup de patients allergiques ou atteints de maladies neurologiques (sclérose en plaque...). Aujourd'hui, nous obtenons beaucoup d'excellents résultats concernant les migraines, le mal de dos (cervicalgies, lombalgies) mais aussi sur les acouphènes, les maladies chroniques, les tendinites récidivantes, les sciatiques paralysantes, les problèmes intestinaux...

Nous avons trop été éduqués par : s'il y a une douleur, alors il y a une pathologie.
La plupart du temps, la dent en cause est silencieuse.

Nos tests dentaires permettent de les dépister et souvent une radiographie rétroalvéolaire confirme un kyste apical (au bout de la racine) par exemple. Les kystes dentaires sont asymptomatiques et se révèlent la plupart du temps à l'aide d'une radiographie.

Une petite carie se développe très fréquemment sous un amalgame à mercure et elle suffit pour provoquer une perturbation sur une région du corps "action neuroréflexologène". Nous tassons le plombage dans la cavité dentaire et nous pensons que cette obturation est hermétique. Microscopiquement, il y a un hiatus entre l'élément métallique et la paroie dentaire. Cet espace augmente rapidement si le bord de la dent ou de l'amalgame s'effrite. Les bactéries s'infiltrent alors sous l'obturation et se développent silencieusement. Voilà pourquoi nous préférons des obturations collées (avec composite pour les petites cavités et avec un inlay pour les grosses cavités). Les colles procurent une meilleure herméticité à plus long terme que les amalgames.

C'est pourquoi, en recherchant des foyers infectieux silencieux, nous avons toujours été surpris de l'action possible des dents sur le corps. Voici un exemple enthousiasmant et insolite.

☺ Les dents du bonheur de Nathalie

Je me souviens de Nathalie B. 32 ans, une jolie jeune femme qui est venue me consulter parcequ'elle n'arrivait pas à avoir d'enfant. Elle me dit avoir fait toutes les analyses et que son mari et elle-même ne présentaient aucune anomalie médicale qui empêchait une grossesse. En l'examinant, je remarque qu'elle a la dent 21 (incisive centrale supérieure gauche) très grise et la dent 31 (incisive centrale inférieure gauche) cassée à mi-couronne. Je consulte la planche du Dr ROTHS et pour 31 il est noté : trouble de la région anale, génitale et pelvienne. Je lui demande : "avez-vous des troubles à ce niveau" ? Elle me répond : "je fais souvent des cystites, mais je suis traitée pour ça".

"Bon" lui dis-je "je vais traiter vos deux dents qui ont un rapport avec la zone sexuelle et nous verrons bien si cela débloque quelque chose dans votre corps".

Six mois plus tard, Nathalie B. m'annonce qu'elle est enceinte. Pendant plusieurs années, elle m'a envoyé une photo d'anniversaire de son enfant. Aujourd'hui, elle vit dans le sud de la France et a trois beaux enfants.

2 - Les travaux du Docteur Michèle CAFFIN

☺ Franck et les dents de la mère

Je me souviens de Franck, un jeune homme de 23 ans qui présentait un abcès sur la 22. Je lui ouvre sa dent infectée et je la laisse ouverte afin que le pus s'écoule : c'est la méthode qu'un vieux dentiste m'a appris pour calmer rapidement la douleur de la dent.

Je le revois trois semaines après, malgré une médication anti-infectieuse je suis surpris de constater que le pus était toujours présent. Je change son traitement et lui administre un traitement "de cheval" pour juguler son infection. Trois semaines plus tard, tout semble correct et je bouche provisoirement sa dent. Ma prudence fut récompensée, car quarante huit heures après, il revient me voir en urgence parce que l'abcès était revenu, avec une atroce douleur. Alors, je lui demande " comment se fait-il que le pus n'arrête pas de se former ? "

" Je ne sais pas " répondit-il !

" Savez-vous que cette dent correspond, d'après cette cartographie dentaire du Dr CAFFIN, à votre position par rapport à votre mère. Qu'est ce qui fait écho en vous lorsque vous entendez cette phrase ? ".

" C'est drôle ce que vous me dites là Docteur, justement je viens de rencontrer une fille superbe mais parfois elle est très maniaque et j'ai peur d'elle parce qu'elle ressemble trop à ma mère ! Notre relation devient orageuse mais je n'ai pas envie de la perdre. Que puis je faire ? "

"Souvent nous voyons les gens sous l'aspect négatif parce que notre mémoire enregistre surtout les griefs mais pas les choses positives. Pouvez-vous essayer de voir votre mère par ce qu'elle a voulu vous apporter dans ce " maniaquisme " qui vous irrite. N'est ce pas sa volonté à vous montrer qu'il faut faire les choses correctement ?"

Est-ce qu'en général vous êtes négligent et peu soigneux dans votre travail ?

"En effet, j'ai du mal à faire les choses minutieusement et à les terminer, ce qui me vaut souvent des problèmes". Trois semaines après, la dent était guérie. Un jour, je reçois une lettre de Franck qui disait ceci : "Cher Docteur, je n'aurai jamais cru que j'aurai de bonnes relations aujourd'hui avec ma mère alors que je n'avais jamais pu la supporter. Avec mon amie, nous nous entendons beaucoup mieux depuis l'histoire de cette dent. Est-ce ainsi que les dents se

mettent à nous parler ? Au fait, ma dent va toujours bien. Merci Docteur ! Au prochain mal de dent, mal dedans....".

Michèle CAFFIN est une grande dame qui, par ses travaux extraordinaires, nous a permis d'accéder à la dimension psychoémotionnelle de l'Homme en traitant une dent. Quelle chance ai-je eu de la rencontrer !

Elle montre que les dents se mettent en place en même temps que s'établissent les étapes de notre moi intérieur. Les incisives centrales, par exemple, viennent en premier, signant l'autorité parentale puis les incisives latérales exprimant notre position par rapport à nos modèles parentaux. Ainsi, sa cartographie nous renseigne sur notre affectif et nous permet de mieux le gérer.

Les germes dentaires sont déjà en place dès le troisième mois de la vie intra-utérine. L'embryogénèse de la bouche pourrait nous éclairer sur la relation entre la bouche et le corps humain dans son ensemble.

Elle pourrait expliquer les métastases de cancer alors qu'à première vue, on ne voit pas de relation entre thyroïde et thymus. L'embryologie nous montre clairement une origine commune entre les cellules issues de la bouche et celle de la thyroïde et du thymus comme nous l'affirme le Docteur VULLIEZ.

En outre, l'organe dentaire a pour origine l'ectoderme et le mésoderme qui formera la lame dentaire issue de l'épithélium buccal. Elle s'invagine dans le mésoderme pour former les organes de l'émail qui sont à l'origine des dents de lait et des dents définitives.

Je veux montrer par là qu'au niveau embryologique, les dents étaient d'abord situées à la périphérie de l'embryon et sous l'impulsion d'une invagination elles vont se retrouver à l'intérieur de la bouche.

Ce constat suggèrerait que les dents ont gardé la possibilité de capter les informations provenant de notre environnement.

En fait, la dent ferait partie des **organes des sens** et génèrerait, en fonction des données extérieures, nos émotions.

La dent serait un buvard émotionnel.

Effectivement, si nous appliquons cette vision à la pensée de Michèle CAFFIN, nous obtenons par exemple qu'une dent abîmée crie la douleur de ne pas réussir à se positionner clairement par rapport à sa mère si c'est la dent 22 et par rapport à son milieu professionnel pour la dent 44.

N'est-il pas intéressant d'observer de visu la direction du travail à effectuer avant de commencer une démarche sur soi hasardeuse ? Ce concept de pensée nous ouvre une voie nouvelle pour mieux se connaître.

Elle pourrait être une étape importante qui amènerait le patient à mieux comprendre son fonctionnement psychologique et à mieux cerner ses actes manqués. Afin de mieux comprendre notre fonctionnement au niveau émotionnel, nous avons édité le tableau des significations psychoémotionnelles des dents du Docteur Michèle CAFFIN et ses conseils pour bien l'utiliser.

Tableau des significations psycho-émotionnelles des dents du Dr M.CAFFIN

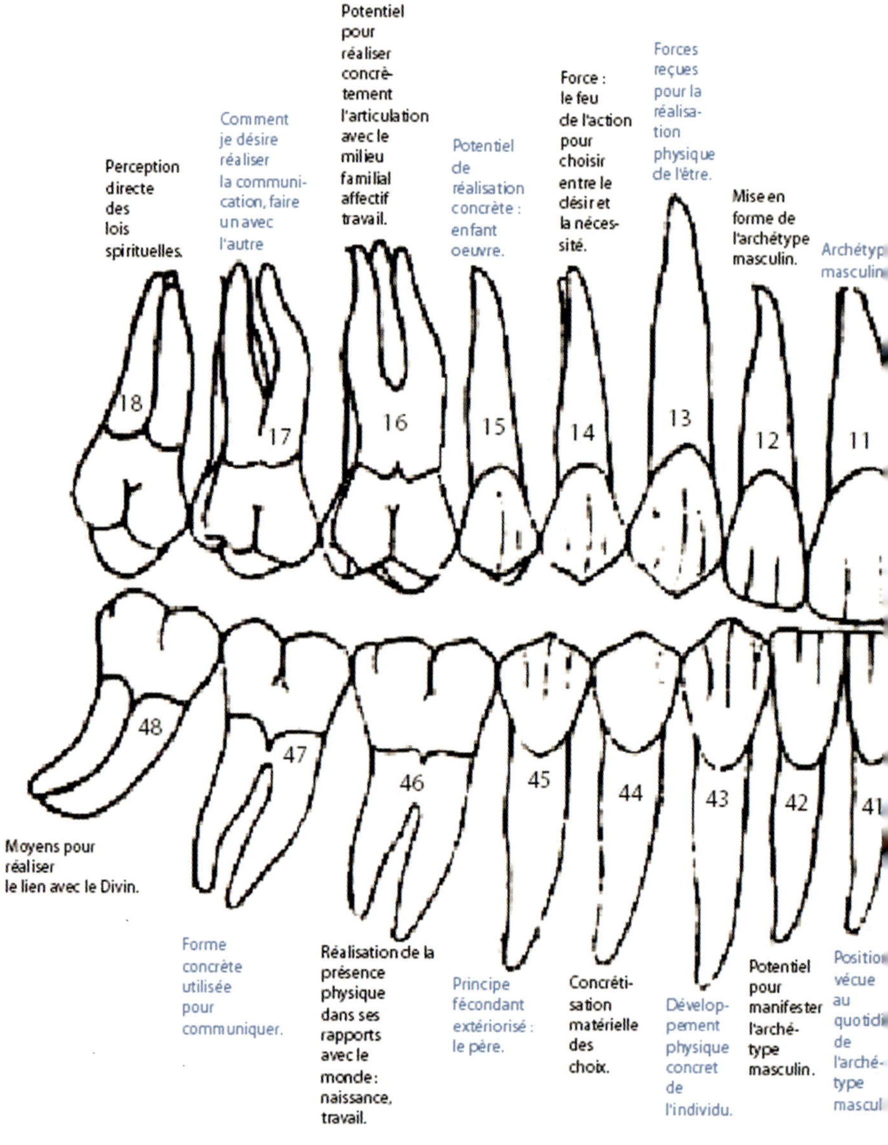

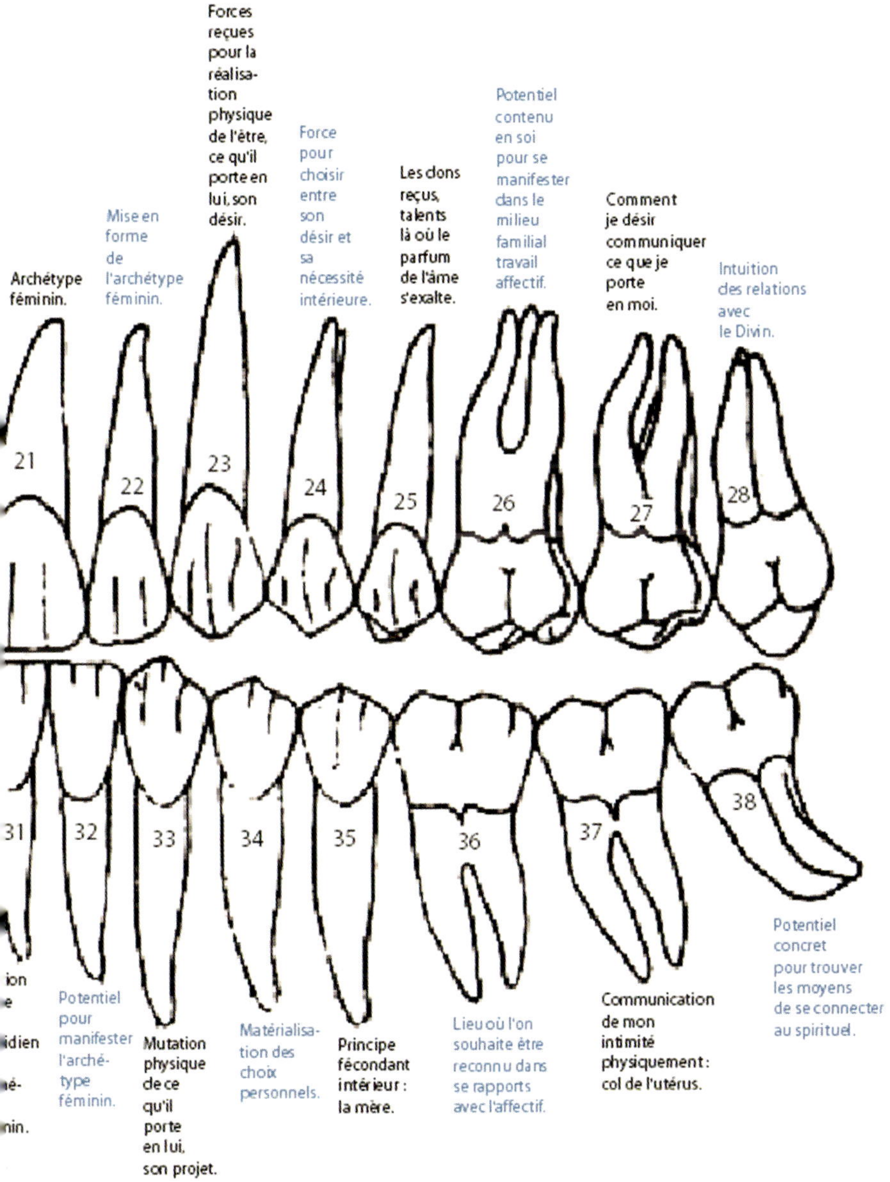
Archétype féminin.
Mise en forme de l'archétype féminin.
Forces reçues pour la réalisation physique de l'être, ce qu'il porte en lui, son désir.
Force pour choisir entre son désir et sa nécessité intérieure.
Les dons reçus, talents là où le parfum de l'âme s'exalte.
Potentiel contenu en soi pour se manifester dans le milieu familial travail affectif.
Comment je désir communiquer ce que je porte en moi.
Intuition des relations avec le Divin.
21
22
23
24
25
26
27
28
31
32
33
34
35
36
37
38
Potentiel pour manifester l'archétype féminin.
Mutation physique de ce qu'il porte en lui, son projet.
Matérialisation des choix personnels.
Principe fécondant intérieur : la mère.
Lieu où l'on souhaite être reconnu dans se rapports avec l'affectif.
Communication de mon intimité physiquement : col de l'utérus.
Potentiel concret pour trouver les moyens de se connecter au spirituel.

"Ce tableau a une valeur dans la mesure où le thérapeute se considère comme un passeur, il détient une clef, rien de plus, comme toute clef, il faut l'insérer doucement, respecter le mécanisme de la serrure, nepas aller au-delà des résistances, en un mot écouter.
Seule la personne qui est derrière la porte connaît le lieu où elle vit, le fil de l'histoire est le mystère de chacun.
Le chercheur influence le sujet de ses recherches, l'objectivité n'est jamais nulle, la part de l'intervenant fait partie de l'échange, elle est à prendre en compte, la bouche ouverte donc prête à tout avaler, le patient est dans une position de soumission, il peut tout avaler : le meilleur et le pire".

3 - APPORT DE LA KINESIOLOGIE DANS LES TROUBLES DE L'APPAREIL MANDUCATEUR

C'est vers 1960 que les travaux de G. GOODHEART, chiropracteur américain, jetèrent les bases de la " Kinésiologie appliquée ". Il observa que lorsqu'un organe était lésé, un muscle ou un groupe de muscles se révélaient presque toujours affaiblis. Il eut l'idée d'utiliser le test musculaire, reprenant les travaux de LOVETT et WRIGHT datant de 1912.

Le principe de la kinésiologie est l'application d'une force, exercée par le thérapeute, sur un muscle témoin. Si le muscle témoin résiste, reste fort par rapport à la force exercée sur lui, il est appelé énergopositif.

Si le muscle s'affaiblit pendant l'effort exercé sur lui, il est appelé énergonégatif. Prenons un muscle témoin énergopositif et demandons au patient d'interroger avec son index une zone de son corps susceptible d'interagir sur le muscle témoin. Si le muscle témoin devient énergonégatif cela veut dire que la zone interrogée est une cause pathogène au bon fonctionnement de l'intégrité posturale de l'individu. Ce test très simple permet de mettre en évidence une pathologie à distance par l'intermédiaire de réflexes neuromusculaires.

La kinésiologie représente une approche nouvelle et indispensable à l'investigation de pathologies buccodentaires en relation avec le reste du corps. Elle permet en outre de trouver les foyers irritatifs dentaires bloquant le dos en général. Par exemple, il est fréquent que les molaires inférieures soient à l'origine de lombalgies chroniques ou de sciatiques à répétition. Dès les années 1980, le professeur Louis NAHMANI a introduit en France cette nouvelle approche pour les chirurgiens-dentistes. En 1995, lc Dr Francis LINGLET contribua beaucoup à l'élaboration d'un protocole kinésiologique.

Pour avoir soigné des sportifs de haut niveau avec un ami ostéopathe pendant plusieurs années, nous avons remarqué, grâce à cette planche, que les tendinites chroniques, les douleurs musculaires, les dorsalgies, les lombalgies, les cervicalgies avaient très souvent une cause dentaire ou étaient en rappport avec un déséquilibre de la mâchoire. Puisse cette planche aider tous les thérapeutes manuels.

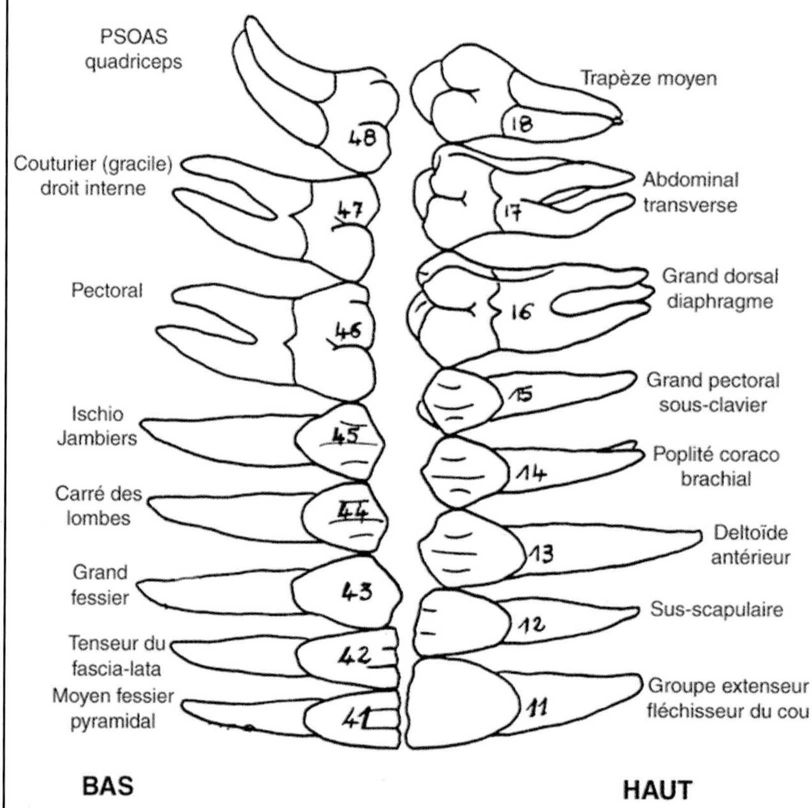

MUSCLES ET DENTS :
correspondances de testing musculaire en rapport avec l'ATM et les traumatismes occlusaux technique de MEERSSEMAN travaux de GOODHEART

Fig. 1-13 : correspondances muscles et dents - Travaux de GOODHEART

4 - La vision anthroposophique par le Docteur O. COUTRIS

Cette partie est écrite par le Docteur COUTRIS, chirurgien-dentiste. C'est un homme que nous estimons particulièrement. Il possède une finesse d'esprit qui l'autorise à nous parler subtilement des dents selon le courant anthroposophique. Nous avons pensé que cette vision méritait d'être connue parce qu'elle n'est pas iatrogène : tous les produits qu'elle utilise sont naturels et les méthodes qu'elle emploie sont respectueuses de l'homme et de la vie.

"Connues pour les douleurs qu'elles occasionnent ou simplement considérées comme des outils de mastication, les dents sont aussi le vestige organique le plus minéral de notre passage sur terre, ce dont témoigne la paléontologie (ex. Mastodon, Carcharodon, etc.).
Il y aurait tant à dire sur le mystère morphogénétique des dents que nous ne l'évoquerons ici simplement que par des questions : le minéral peut-il avoir une origine non matérielle ? Si oui, est-il concevable que des idées aient donné forme à la matière la plus cristallisée de l'organisme, et dans ce cas de quelles idées s'agit-il ? Les développements de ces questions font l'objet de l'ouvrage du Dr CAUBET[1] sur les origines de l'homme !
Parvenu au berceau de l'humanité, le chercheur mu par une saine curiosité remonte généralement encore plus loin dans le temps, jusqu'à la nuit des dents, et son constat est stupéfiant : initialement, les dents ne se trouvaient pas dans la bouche...

En effet, à l'époque primaire, chez les premiers animaux vertébrés marins, l'analogue de notre tissu dentaire était réparti à la surface du corps. Les " dents " avaient alors une fonction sensorielle. Quelques millions d'années passèrent, la bouche et ses mâchoires firent leur apparition et dans le règne animal quelques pionniers prirent possession de la terre ferme. Avec leur statut de tétrapodes, ils disposèrent de quatre hémi-arcades pour ranger leurs dents. C'est à cette époque que disparut le tissu dentaire extérieur. Désormais, la sensibilité des dents était tournée vers l'intérieur (nous en savons quelque chose !). Aussi, pouvons-nous concevoir les dents comme " un organe des sens intériorisé ".
De nos jours, la denture humaine, frontalière entre le monde extérieur et le monde intérieur, pétrifie de nombreux aspects biographiques en un alignement plus ou moins régulier de petites statues de sel, de phosphate de calcium pour être plus précis. Ainsi le phosphore, ce "porteur de lumière" rencontre le calcium, ce "porteur de la terre". De ces noces alchimiques naissent 20 dents de lait et 32 dents définitives qui apparaissent au cours des trois premières septaines de la vie. Les premières, fortement imprégnées d'uns standard héréditaire, sont impersonnelles et cependant capitales dans l'acquisition de la verticalité et de la parole. Progressivement, elles sont remplacées par des dents dites "permanentes" ou "définitives" ce qui, de toute évidence, est un abus de langage !

Ces dents, davantage personnalisées, jalonnent le développement physiologique et psychologique de l'enfant. Par exemple, les prémolaires surviennent lorsque l'organisme

rythmique est en ordre de marche, donc entre 10 et 12 ans. Leur éruption coïncide avec l'aptitude à la rencontre d'autrui, prémices d'une vie sociale consciente. Ainsi, chaque groupe dentaire contient de précieuses indications sur la maturité réelle des enfants.
" Trente deux dents ne parlent jamais en vain " dit un dicton arabe. Parents, éducateurs, pédagogues, médecins et... dentistes gagneraient à les écouter attentivement. A ce sujet, rappelons les propos tenus par Rudolf STEINER en 1920 : " Je voudrais encore attirer votre attention sur une possibilité qui serait réalisable s'il existait un peu plus de sens social entre les différentes professions et qui aurait une importance pratique sur le traitement des malades.

Il serait extrêmement important que les dentistes, en raison de leurs connaissances de l'appareil dentaire, de l'appareil digestif et de tout ce qui s'y rapporte, donnent à leurs malades, à l'occasion de chaque traitement, une sorte de schéma avec indication de tout ce qui a trait à la connaissance des dents, à la prédisposition aux caries, à l'état de conservation de la denture en fonction de l'âge. Il serait nécessaire de sensibiliser les malades à cette idée ; avec un peu de sens social cela serait réalisable. [...] L'examen des dents a une grande signification pour une appréciation de l'état général. Le médecin, devant un cas isolé, trouverait dans l'état dentaire une sorte de signature de l'état du malade, signature qui lui fournirait de solides points de repère.
" L'état dentaire " résulte de la synthèse de trois observations : la nature du tissu dentaire et de son voisinage ostéo-muqueux, l'emplacement des dents et les fonctions bucco-faciales. Par rapport au premier point, nous optons pour une attitude conservatrice du vivant en ayant recours, au plan thérapeutique[2], à des remèdes dynamisés issus des trois règnes de la nature. Vis-à-vis des deux autres points, lorsqu'une dysmorphose est diagnostiquée, nous entreprenons de préférence une démarche orthopédique globale et fonctionnelle (méthodes BESOMBE, PLANAS, PADOVAN...) en y ajoutant si possible la pratique d'arts thérapeutiques (musique, eurythmie, peinture...). En médecine dentaire, l'approche anthroposophique ne constitue pas une méthode définie mais une façon de considérer les réalités cliniques dans un contexte biographique élargi. Un ouvrage de synthèse intitulé " Aux marches du palais "[3] sera prochainement disponible pour ceux à qui ce résumé succinct donnerait l'envie d'approfondir le sujet".

Notes bibliographiques

1 : Léandre CAUBET, L'homme précurseur de l'homme (à paraître)
2 : Olivier COUTRIS, Eléments de médecine dentaire anthroposophique, APMA (épuisé)
3 : Olivier COUTRIS, Aux marches du palais, hypothèses dentaires pour esquisses biographiques (à paraître).

5 - Les apports de la médecine chinoise

Cette science, âgée de plus de sept mille ans, continue à offrir ses bienfaits. Pour nous, tout est énergie. Imaginons une rivière qui coule tranquillement quand soudain un arbre vient à tomber en travers troublant son écoulement. Là ou l'arbre est tombé il se produit une accumulation d'eau ; cependant c'est toute la rivière qui est perturbée ainsi que ses affluents. Si l'eau représente l'énergie et la rivière son méridien alors nous aurons donc identiquement une accumulation d'énergie dans une zone congestive du corps à la suite d'un coup par exemple. Mais en réalité, c'est toute la circulation énergétique de l'individu qui est enrayée. Si le phénomène continue, la pression augmente, alors une douleur va apparaître. Ceci montre clairement qu'une douleur sur une dent se répercute obligatoirement le long de son méridien. C'est pourquoi une dent peut agir sur l'œil ou le pied pour finalement toucher l'organe associé. A partir de ce moment notre patient va présenter une multitude de symptômes signifiant l'atteinte d'un ou de plusieurs organes.

Nous pouvons dire alors que la dent cariée crie la douleur de l'organe correspondant.

Quel est l'intérêt d'un tel casse tête chinois ?

Voici notre interprétation personnelle : si la Vie ne désire pas que nous souffrions, alors elle peut nous protéger par des artifices surprenants comme la maladie ou une tuile sur la tête. En effet, observant que parfois nous nous égarons, par des actions incorrectes, elle nous arrête brutalement. Ainsi, le temps de repos obligatoire provenant d'une maladie ou d'un accident n'est que le temps nécessaire qui nous est donné pour "retrouver le droit chemin". Oserions nous aller jusqu'à dire qu' une maladie grave voudrait dire que nous ayons besoin de beaucoup de temps pour trouver une solution à notre problème ? Nous ne le savons vraiment pas ! Pourtant écoutons le témoignage de Lucie :

☺ Lucie a un problème de courant :

Une veille de Noël 1993, Lucie se présente en urgence à mon cabinet. Elle est envoyée par son médecin homéopathe qui la suit pour des sciatiques à répétition depuis 6 ans. Cette année, les crises se faisaient de plus en plus fréquentes et son ostéopathe avait "jeté l'éponge devant l'augmentation des crises de sciatique et surtout parce que la douleur était telle qu'il n'osait plus la toucher. Je me souviens encore de sa marche claudiquante et son visage grimaçant de douleur quand elle pénétra dans mon cabinet et de l'énorme difficulté que j'ai eu à l'installer sur mon fauteuil dentaire, tant elle avait mal. Elle me dit souffrir de la jambe droite depuis 1987. L'examen buccal ne me donna aucune information sur sa maladie. Cependant, je suspectais la dent des sciatiques qu'est la molaire inférieure droite (46). Je demandai à

Lucie si elle avait mal à une molaire. Elle s'empressa de me répondre : "non parce que logiquement votre confère m'a dévitalisé la 46 en 1987". Souriant discrètement derrière mon masque dentaire, je pris vite une radiographie de la dent.

Et, bingo, je trouvai un gros déchaussement osseux au niveau des racines provoquant un petit abcès gingivale interadiculaire qui d'après ma patiente partait et revenait de temps en temps. Comme elle n'avait pas mal, elle ne s'en était pas préoccupée du tout.

Je décidai alors d'anesthésier la dent et de cureter l'abcès interadiculaire. Un quart d'heure plus tard, Lucie fut très étonnée de ne plus souffrir du tout de sa sciatique et de marcher normalement en sortant de mon cabinet. Malheureusement, trois semaines plus tard, ma charmante Lucie me rappella parce que sa sciatique était revenue, bien que moins forte, trop génante encore à son goût.

Quand je la revis, l'abcès de la 46 était redevenu identique au jour de l'intervention gingivale. Alors, je lui demandai ce qu'il s'était passé dans sa vie en 1987. "Oh, rien de spécial" me répondit-elle "Si ce n'est que mon entreprise a déposé son bilan et nous avons été racheté par une entreprise étrangère après un gros plan de licenciement. Etant secrétaire de Direction, je me suis retrouvée progressivement vers un poste "placard" car ma hiérarchie voulait m'obliger à démissionner".

En disant ces mots, elle a exprimé consciemment ses maux. Je lui proposai de méditer sur ses propos et de faire un choix nouveau pour son travail.

Aujourd'hui, il est possible pour vous de passer à l'acte, si vous pouvez concevoir que la maladie est une aide incognito de l'Univers pour résoudre votre difficulté. Savez-vous que sciatique viendrait de scialitique qui est la lampe qui éclaire votre bouche sur mon fauteuil. C'est peut-être la lumière qui vous fait défaut dans vos douleurs lombaires (emplacement de l'ombre). Est-ce que cette sciatique est le meilleur moyen qu'a trouvé l'Univers pour vous donner plus de lumière afin de vous guider hors de votre souffrance actuelle ? Ne devriez-vous pas prendre du recul par rapport à votre travail ? par exemple : avez-vous envie de changer de métier ou de vous positionner face à votre patron tyranique ?

La sciatique a finalement permis à Lucie de prendre une décision efficace devant une situation à laquelle elle ne pouvait plus faire face.

La maladie frappe t-elle à notre porte pour nous obliger à prendre du recul afin de trouver une solution à notre difficulté trop stressante et que notre organisme n'arrive plus à gérer ? Dans notre exemple clinique, la 46 est en rapport avec le méridien du poumon.

Quand ce méridien est perturbé, il provoque la tristesse. Et c'est le cas lorsque la dent est problématique. Lorsque la dent est soignée, alors le méridien du poumon devient fort, il donne de l'enthousiasme pour une action nouvelle ou apporte suffisamment d'énergie pour faire face à une situation difficile.
Une fois que nous avons accepté la situation, souvent la douleur disparaît rapidement pour se transformer en une énergie nouvelle qui va nous soutenir dans la résolution de notre problème. La médecine chinoise nous enseigne que l'énergie n'est ni positive, ni négative dans l'absolu. Elle n'est qu'une force bienfaisante lorsqu'elle est bien comprise. Ainsi, un mauvais coup du sort pourrait nous apparaître comme un apport d'énergie, un coup de pouce de l'Univers pour nous aider à résoudre un dilemme. Puissions-nous mieux observer les lois de l'alternance, du yin et du yang, pour nous ouvrir le chemin vers l'harmonie et la paix. Les Chinois aiment à dire malicieusement : “un grand malheur est souvent la porte d'un grand bonheur”.

La dent est plus qu'un point d'acupuncture. Elle est en fait un fusible. C'est-à-dire qu'elle coupe le passage de l'énergie dans un méridien d'acupuncture provoquant alors une maladie chronique. Par exemple un amalgame à mercure sur la dent 34 (1ère prémolaire inférieure gauche) peut-être suffisant pour provoquer une douleur persistante au genou gauche. Une petite fêlure sur la 11 (incisive centrale supérieure droite) peut être à l'origine de problèmes cardiaques. Il semble qu'il faille enlever l'épine irritative dentaire pour que cesse la douleur ou l'arythmie cardiaque incoercibles à tous traitements médicamenteux ou autre.

6 - Conclusion

Nous avons souhaité, qu'en décrivant les différents courants de la dentisterie holistique, nous prêtions plus d'attention à une pathologie dentaire. Elle a souvent un impact à distance sur une autre partie du corps. Et, inversement, traiter uniquement la zone malade ou le corps physique n'est pas toujours suffisant pour parvenir à la guérison véritable.

Nous souhaitons que ces quelques travaux exposés succinctement fassent fleurir un dialogue authentique entre le soingant et le soigné. La guérison pouvant déboucher sur un réel travail sur soi et la limite de nos compétences s'avérer être un moyen de nous faire grandir ensemble. Tout est dans tout. Ainsi, la même cause peut ne pas produire le même effet sur des terrains différents et réciproquement un symptôme identique peut provenir de plusieurs origines différentes. Le processus de guérison est donc fort complexe.

Grâce à ces différents courants de pensées qui naissent chaque jour dans le milieu médical, de nouvelles perspectives thérapeutiques émergent. Elles nous permettent d'aborder le malade et sa maladie par d'autres chemins que ceux classiquement établis et obligent tous les professionnels de santé à dialoguer entre eux pour le bien du patient commun.

D - HYGIENE BUCCO-DENTAIRE

L'hygiène bucco-dentaire fait partie intégrante de l'hygiène de vie.

Si le lecteur a bien compris les chapitres précédents, alors il comprendra que les dents et la bouche sont le carrefour de tous les dangers. Ne pas entretenir ses dents c'est aller au devant de la maladie. Se laver les dents, masser ses gencives, se gratter la langue... sont de simples gestes dans le toilettage quotidien de l'homme qui se réfèrent aux lois du Tao dans le but de conserver une bonne santé. Cependant, au sein d'une société moderne qui a perdu ses repères, de nombreuses personnes sont à la recherche de produits de blanchiment des dents. C'est comme s'ils avaient un besoin impérieux d'afficher un sourire éclatant. Est-ce le signe de la recherche d'une pureté qu'ils ont égarée dans un univers chaotique ? Dans la jungle des produits dentaires, asservis par la loi de la consommation, nous avons sélectionné pour vous des produits sérieux et à des prix compétitifs.

Le brossage dentaire :

Il faut brosser ses dents de préférence trois fois par jour, après les repas.
Les brosses plutôt souples sont conseillées pour un meilleur massage des gencives ; l'utilisation de dentifrices et pâtes gingivales doit être agréable en fonction de votre goût afin que le brossage reste un réel plaisir et surtout ne pas être vécu comme une contrainte.

Evitez de préférence les dentifrices fortement colorés car la coloration, provoquée au niveau des gencives, cache en réalité l'état de propreté des dents. En fait, vous avez l'impression que vos dents sont plus blanches car vos gencives sont plus rouges par un effet de contraste.

Un brossage dentaire est composé :

- d'un brossage des dents,
- d'un rinçage de bouche si nécessaire,
- d'un massage gingival.

Votre dentiste pourra vous apporter de précieux conseils pour l'utilisation la plus adaptée à votre cas.

- La brosse à dent :

Elle doit être souple avec des poils en nylon et à petite tête. Pour ce qui est de la brosse à dent électrique, choisir toujours une tête très souple et appuyer plus doucement au contact de la gencive. Ne choisir cette dernière que lorsqu'il n'y a pas de problèmes gingivaux.
<u>Brossage dentaire</u> : 3 fois par jour impérativement.

- Le dentifrice :

Nous le préférons :

- à la sauge ou du rathania (WELEDA),
- à l'aloe vera,
- à la propolis,
- à l'argile verte,
- à base d'huiles essentielles : Romarin, lavande,thym, en brossage ou en massage gingival.
- Dentie : poudre d'aubergine calcinée avec du sel marin (chez LINA ou OHSAWA).

- Le bain de bouche :

- eau de Botot,
- eau dentifrice (WELEDA),
- bain de bouche à la myrrhe (WELEDA),
- à base de teinture mère de calendula et phytolacca dilué dans ½ verre d'eau,
- à défaut de l'eau avec du sel fin de Guérande,

- Le massage gingival :

Il fortifie les gencives et ralentit le déchaussement de la racine dentaire en stimulant l'os alvéolaire. Masser les gencives avec de l'huile de tournesol ou de pépins de courge est très important pour la pérennité de votre denture.

- Les autres produits d'hygiène complémentaires au brossage dentaire :

Pour les produits suivants, il est surprenant qu'il n'y ait pas de notice avec précautions d'emploi car nous pouvons nous blesser par un usage incorrect. En général, ils sont à éviter si vous n' avez aucun problème gingival.

• le fil de soie dentaire : permet de nettoyer entre les dents si l'espace inter-dentaire est serré. Attention : passer doucement le fil car vous risquez de vous couper les gencives suivant le principe du fil à couper le beurre. A force de passer le fil de soie dentaire, les dents finissent par s'écarter et nous avons le besoin impérieux de toujours l'employer pour enlever les aliments entre les dents.

• les cures dents : ce sont des bâtonnets en bois ou plume d'oiseau pour déloger les aliments entre les dents. Attention, car une pression excessive peut endommager la papille inter-dentaire.

• les stimudents : ce sont des embouts pointus en caoutchouc. Ils ont l'avantage de nettoyer les espaces inter-dentaires sans les blesser. Il est possible de s'en servir pour masser un peu une papille gingivale irritée.

• les hydropulseurs : à forte pression, le jet d'eau a un effet “karcher”. Bien l'utiliser à pression moyenne pour déloger les aliments coincés entre les dents ou sous les bridges. On peut aussi l'utiliser pour masser les gencives.

• le révélateur de plaque dentaire : c'est un colorant des microbes de la plaque dentaire. Il sert à contrôler le brossage dentaire en visualisant en couleur la plaque dentaire qui persiste malgré le brossage. Il vous aide à obtenir une bonne efficacité dans le nettoyage de la plaque dentaire.

Le blanchiment des dents

Après un détartrage et un polissage : traitement d'attaque 30 minutes, puis 2 heures par jour puis poursuivre avec un traitement ambulatoire.

Il existe deux méthodes :

1ère méthode :

Un agent d'éclaircissement "le péroxyde de carbamide" sous forme de gel 10 à 22% au contact des dents au moyen de gouttière polyvinyl souple thermoformée. Le patient place lui même la gouttière qu'il porte soit la nuit uniquement, c'est à dire environ 8 heures soit 2 fois/jour en respectant une phase de repos de 4 à 5 heures. Le port se fait jusqu'à l'éclaircissement souhaité sous contrôle du praticien, en général 2 à 3 semaines.

2ème méthode :

Du "péroxyde d'hydrogène" (eau oxygénée) à 35% 10 minutes 2 fois dans la séance, renouvelable 3 fois maximum à une semaine d'intervalle et ce 6 fois maximum. C'est un traitement qui s'effectue au fauteuil avec une digue.

Nous ne conseillons pas ces produits chimiques qui décapent l'émail dentaire. Il vaut mieux effectuer un détartrage accompagné d'un polissage minutieux tous les trois mois afin d'obtenir un bon résultat esthétique sur la blancheur des dents sans risque.

Pour éclaircir vos dents, vous pouvez utiliser périodiquement lors de votre brossage, du bicarbonate de soude (la soude neutralise les acides). La granulométrie des grains de bicarbonate agit comme une pâte à polir facilitant l'élimination de la nicotine et tâches diverses. Vous pouvez ajouter du jus de citron composé d'acide citrique et malique, de citrates de chaux ainsi que de dérivés flavoniques. Ces molécules possèdent des propriétés anti-inflammatoires. Elles facilitent la suppression de la plaque dentaire.

L'utilisation d'eau oxygénée à 10 volumes contribue à expulser les déchets contenus dans les endroits inaccessibles. C'est un bon cicatrisant, qui diminue considérablement les saignements. Au début de l'emploi, les gencives piquent fortement et saignent beaucoup mais au bout de 8 jours tout s'estompe, puis la gencive devient rapidement rose et saine.

E - QUELQUES RECETTES NATURELLES

1 - Petits bobos ! Fameux remèdes !

Pour les porteurs de prothèses dentaires amovibles, il est recommandé de les brosser avec du dentifrice ou une solution liquide appropriée et de les rincer à grande eau sous le jet du robinet.

Le soir, pratiquer un trempage dans un petit récipient, dans lequel vous aurez déposé une pastille effervescente de solution nettoyante et désinfectante ou laisser baigner votre appareil une heure dans de l'alcool de vin blanc avec de l'eau pour le détartrer.

En cas de douleur dentaire, vous pouvez sucer un clou de girofle qui atténue la souffrance ou mâcher quelques feuilles de persil.

Le clou de girofle est riche en eugénol, réduisant ainsi la douleur et l'inflammation.

Le persil contient de l'apiol qui lutte contre les spasmes et diminue l'effet douloureux.

S'il y a une infection gingivale, utilisez de l'extrait de pépins de pamplemousse qui possède des propriétés antibiotiques, fongicide et virucide naturels

L'eau de Botot : souveraine solution aromatique des armoires à pharmacie de nos grands parents en bain de bouche.

Les huiles essentielles Synergie 32 + Athrix combinées soulagent bien les cervicalgies, les névralgies faciales et les douleurs articulaires des articulations temporomandibulaires et des cervicales.

Euphytose calme bien les personnes anxieuses et qui ont peur du dentiste. Une prise la veille d'une extraction dentaire permettra au patient d'être plus détendu. Il est uniquement à base de plantes.

EUPHYTOSE
Phytothérapie à visée sédative et antispasmodique

COMPOSITION

Comprimé :	p cp
Aubépine, extrait sec	10 mg
Passiflore, extrait sec	40 mg
Paullinia, poudre	15 mg
Kola, poudre	60 mg
Valériane officinale stabilisée, extrait sec	50 mg
Ballote, extrait sec	10 mg

INDICATIONS
Utilisé dans :
- les états anxieux légers,
- les dystonies neurovégétatives,
- les troubles légers du sommeil,
- l'irritabilité, la nervosité et notamment en cas de palpitations.

POSOLOGIE et MODE D'ADMINISTRATION
De 2 à 6 comprimés à avaler sans croquer par jour

Chamomilla 5 CH pour les crises de poussées dentaires des bébés fiévreux et podophylum 5 CH si le bébé présente en plus de la diarrhée fétide de couleur brune. Mettre 2 à 3 granules dans le biberon 2 à 3 fois par jour.

Pour calmer la douleur chez un bébé, faites-lui sucer un bâton de racine de guimauve, celle-ci contient une forte proportion de mucilage (30%) contenant des pectines qui ont pour effet de diminuer le phénomène inflammatoire.

Nux Vomica 5 CH : 3 granules 3 fois par jour pour les abus alimentaires (boisson alcoolisée, surmenage, café, tabac). Ici, nous l'utilisons pour aider le corps à évacuer le produit d'anesthésie dentaire injecté dans la gencive pendant les interventions douloureuses.

Borax 5 CH : 3 granules 2 à 3 fois par jour pour les aphtes situés sur la langue, sur les gencives ou sur les parties internes des joues. Nous pouvons aussi mâcher du cresson frais, riche en vitamine C et en iode, il renforce les défenses immunitaires.

Après une extraction dentaire : ne jamais utiliser d'aspirine car vous risqueriez une hémorragie importante. Si cela se produit, surtout prévenez votre chirurgien-dentiste en urgence. China 5 CH arrête les saignements post-chirurgicaux.

Ne jamais utiliser de bains de bouche ou rinçages juste après une extraction pour les mêmes raisons. Evitez de manger pendant 24 heures pour accélérer la cicatrisation.

Rescue remedy est un élixir foral pour les états de chocs des patients qui risquent de se trouver mal pendant les interventions chirurgicales.

Après une extraction dentaire, prendre 2 granules d'arnica 5 CH toutes les heures est suffisant pour ne pas avoir mal.

Le Fluor[1] : Il faut ne pas en abuser. Il renforce bien la résistance contre les caries, mais, à trop forte dose, il peut être vecteur des problèmes engendrés par le type fluorique : os déformés ou cassants, sclérose en plaque, cancer...

En outre, de nombreux produits alimentaires sont déjà fluorés : eaux minérales, dentifrices... Nous risquons un surdosage en fluor.
A titre d'exemple, un litre d'eau de badoit contient 1mg de fluor, c'est le seuil maximal quotidien. **Il n'est pas conseillé de donner du fluor aux enfants.** Notons que le 26 février 1982, le Tribunal de l'Illinois a interdit la fluorisation de l'eau pour cause de toxicité (Dr J. Levy, dictionnaire de médecine écologique).

2 - Tonification du terrain

Suite à des chocs émotionnels, des états de fatigue, du surmenage, un stress important, apparaissent souvent les maladies bucco-dentaires : caries multiples, aphtes, saignement des gencives...

Ces symptômes sont associés à un état général affaibli, déminéralisé. Dès lors, des produits agissant sur le terrain aident l'organisme à évacuer les pathologies citées ainsi que le muguet (mycose buccale), l'herpès de la lèvre (lié à un virus), les gingivites.

[1] le fluorure de sodium présent dans les dentifrices est une molécule vite dangereuse (désorganisation minérale osseuse et dentaire + neuro-toxique) qui n'existe pas dans la nature. Seul le fluorure de calcium est sans danger (thé, algues marines, fruits de mer, eau de mer, sucre intégral de canne,...). En pharmacie, existe sous la marque "Fluorure de calcium Crinex", très peu commercialisée. Lire "dossier fluor" de Jean-Marc Brunet, Québec.

Nous conseillons donc en complément du traitement local effectué par votre chirurgien-dentiste les produits suivants qui vous seront bien explicités par votre médecin ou votre naturopathe :

Le lait de jument : si possible, Jum-Vital de la Voie Lactée. (Conditionné en pack et correctement conservé au congélateur). Ce lait contient un taux élevé de lysosyme naturel propice à la désinfection de la cavité buccale et à la " revitalisation " de la salive. Excellente prévention en complément de soin des parodontopathies, aphtes, parotidites, caries dentaires... De plus, le lysosyme joue également le rôle d'activateur de certain leucocytes et "complément" qui induisent la réponse immunitaire humaine (cf.D.Kieffer-22)

Le Silicium organique : joue un rôle Important dans la reminéralisation en restituant le capital osseux et cartilagineux, ainsi que dans le métabolisme général de l'organisme. Il est un puissant anti-inflammatoire et anti-douleur. Protège, renforce et dépollue le global cellulaire, les organes et leurs fonctions en rééquilibrant les déficiences. Accélère la cicatrisation : faire des bains de bouche avec le silicium organique après une extraction favorise une cicatrisation de la plaie deux fois plus rapidement qu'à l'ordinaire.Restaure et renforce les défenses Immunitaires. A une action prépondérante dans les dérèglements endocriniens.
La sphère buccale est particulièrement bien adaptée à l'usage du silicium organique ou G5. En effet, les canaux sublinguaux permettent l'absorption très rapide du produit et sa diffusion dans l'ensemble de l'organisme. Les applications plus spécifiques du G5 aux problèmes buccaux concernent la cicatrisation (par exemple, après une extraction dentaire) la guérison des intoxications dues aux métaux lourds (alliages dentaires) le traitement des aphtes, du muguet, de la pyorrhée, des mycoses, des épulis, des gingivites... Loïc le Ribault dresse une liste stupéfiante des propriétés du G5. Nous confirmons par notre expérience les effets de cicatrisation, après extraction dentaire, ainsi que son action sur les gencives, les aphtes et le renforcement des gencives.

L'extrait de pépins de pamplemousse : puissant antibiotique naturel pour 800 souches de bactéries et de virus et 100 souches de champignons et parasites unicellulaires.

Arthrix DE JEMA L'EPI est une solution anti-inflammatoire percutanée. C'est une huile extraite de plantes tropicales dont le fameux Palma Christi " la main du Christ ". Le premier à l'utiliser fut l'un des grands méduim guérisseur : Edgar Cayce. Cette huile de massage est indiquée pour l'engourdissement et le raidissement des articulations.

Par son action chauffante, elle procure une détente et soulagement, favorise la souplesse articulaire, améliore la mobilité.

Synergie 32 DE JEMA L'EPI est un complexe de 32 huiles essentielles dont la vertu de chaque huile s'associe et se complète les unes aux autres pour donner un produit synergique d'une grande efficacité. Associé à Arthrix, il favorise une récupération rapide du muscle et calme très efficacement les douleurs chroniques de type cervicalgie ou lombalgie.

3 - Protocole anti-inflammatoire

1 - Nutrithérapie si possible :

• Suppression totale du lait et des dérivés (fromages, beurre, crème),
• Suppression totale des sources alimentaires acides ou acidifiantes : agrumes, vinaigres et dérivés (cornichons, pickles, câpres) sauce tomate, vin blanc, champagne, verdure acide (oseille, rhubarbe, épinards, cresson, vert des blettes) sirop, limonade, soda même light, sucre blanc et roux (tolérer sucre intégral, complet et miel) protéine concentrée (viande rouge, extrait de viande, soja en grains, abat, gibier, charcuterie, triperie).

• Favoriser les aliments alcalinisants : amandes, sésame et tahin (purée de sésame) bananes, pommes de terre, patates douces, châtaignes, potirons, marrons,... huile de colza vierge de 1ère pression à froid : 3 cuillières à soupe/jour dans les aliments (également noix, cameline, chanvre).

• Boire au moins 1 litre et demi d'eau de source très pure (type Roucous ou Sancy ou Spa ou Montcalm...)

2 - Biothérapies :

• « Granions Cuivre » : 2 ampoules/jour/15 jours maximum.
• Complexe enzymatique concentré (type bromélaïne 500 de SOLGAR) : 2 gélules 45 minutes avant les deux grands repas avec un verre d'eau.
• « Silicium organique » (type G5) : 1 à 3 cuillières à soupe 3 fois/jour. Garder en bouche 2 minutes avant d'avaler (action locale et pénétration sublinguale).
• préparation magistrale de teinture mères de plantes : harpagophytum + spirea ulmaria + ribes nigrum, aa qsp 125 ml. 30 à 80 gouttes, 3 fois/jour dans un verre d'eau.

4 - Protocole anti-infectieux

1 - Nutrithérapie : idem si possible

2 - Désinfection du tube digestif :
• Charbon végétal activé, en poudre : 1 cuillière à soupe dans un grand verre d'eau, au coucher, 3 jours de suite.

• Puis ré-ensemencement de la flore intestinale avec un complexe prébiotique du type "Sécuril" de YALACTA ou "Bioprotus" de CARRARE : 1 prise au coucher.

3. Soutien immunitaire :
• Extrait de feuilles d'olivier (titré en oleuropéine ou en D-lénolate) : 1 à 3/jour (SOLARAY ou L'ARBRE DE VIE par ex). A l'usage, c'est le remède naturel le plus anti-infectieux, que ce soit sur virus ou bactéries.
• Selon la gravité de l'infection, ajouter ou non une cure de propolis (à mâcher, ou mieux en extrait alcoolique à raison de 4 fois 10 à 15 gouttes/jour max.) voire une cure d'extrait de pépins de pamplemousse (posologie selon les marques).

• Dans l'idéal, aromathérapie individualisée avec aromatogramme effectué sur culture du prélèvement. Usage local et interne d'un complexe des huiles essentielles (H.E.) les plus efficaces et les moins agressives. Le plus souvent, il sort avec un spectre très large les H.E. suivantes : thym à thuyanol et mélaleuque à feuilles alternes (tea tree) ce qui évite d'avoir à utiliser les phénols. Ces derniers sont très efficaces mais dermocaustiques et hépato-toxiques au delà d'une semaine de prise (thym rouge, origan, sarriette...). De même pour la cannelle qui est très puissante mais difficile d'emploi tellement elle est irritante.

• Thym à thuyalol (+++) et mélaleuque à feuilles alternes (++++) sont aussi très efficaces sur les mycoses : massage des gencives, cataplasme avec 3 gouttes dans un peu d'argile, brossage, en injections entre les gencives et les collets, après détartrage pour réduire les infections des gencives.

• Sur le terrain des mycoses, il faut aussi donner en homéopathie : candida albicans et candidine 7 CH, une dose ou 6 granules (plus économique et aussi efficace !) 2 fois par semaine par exemple.

5 - Protocole anti-ostéoporose et anti-arthrose

Pour reminéraliser le corps.

Les mêmes bases nutritionnelles que précédemment.

Biothérapies :

• Silicium organique sous forme de "Tricatione" de LE STUM (3 fois 2 gel/j)+++ ou de « G5 » ++++

• Vitamine D naturelle : ensoleillement quotidien ou 1 capsule d'huile de flétan au milieu de deux repas.

• Un complexe minéral marin biodisponible, (« Multiminéraux Daniel KIEFFER » distribué par Salus en boutique bio, ou par correspondance via 0821 000 550) 3 gélules au milieu des repas du matin et du midi, 3 semaines/mois.

• Un complexe chondroïde + glucosamine, ces deux molécules naturelles ayant fait leurs preuves cliniques, « Arthroprotect Daniel KIEFFER » 3 gel matin et soir, 6 jours/7.

• Ostéocynésine : médicament homéopathique des troubles du métabolisme du calcium.

<u>Composition</u> :

Par comprimé : calcarea ostreica 3 DH
calcarea phosphorica 3 DH
calcarea fluorica 3 DH
sulfure irodatum 4 CH, aa 75 m g.

Excipient : saccharose, lactose, stéarate de magnésium.

<u>Indications</u> :

Proposé dans les états de carences calciques :
déminéralisation osseuse,
troubles de la croissance chez l'enfant,
période de consolidation des fractures,
convalescence.

<u>Posologie et mode d'administration</u> :

2 comprimés à avaler 2 ou 3 fois par jour.

CHAPITRE 2

APPORT PLURIDISCIPLINAIRE DANS UN TRAITEMENT DENTAIRE HOLISTIQUE

Je ne sais pas...
Toi, tu ne réponds pas trop vite à mes questions par une explication.
Mais tu te dérobes pas non plus.
Tes réponses ne m'enferment pas ;
Au contraire, elles m'ouvrent m'agrandissent.
Si tu te demandes : Est-ce qu'il a mal l'arbre quand tu coupes ses branches ?
ou encore : Est-ce que les pierres respirent ?
Tu me regardes longuement et de ton silence invitant, tu m'encourages avec les yeux à laisser cheminer ma question en moi.
Tu laisses éclore et fleurir les idées et les interrogations qui s'y cachent.
Alors, je peux te dire plein de choses, tout ce qui me passe par la tête et que je porte parfois, en moi, en silence, depuis des semaines.
Puis, tu prends le temps de me répondre : Je ne sais pas si les pierres respirent ou si les arbres ont mal.
Je me suis interrogé souvent aussi et voici ce que j'ai découvert...

Alors là, cela devient passionnant.
Quant tu partages à ton tour tes interrogations, tes découvertes, je t'écouterais durant des heures. Quand tu commences et que tu me dis :
" Je ne sais pas ", je sens un frémissement de plaisir, car je vais découvrir plein de possibilités.
Tu ne m'enfermes jamais avec des certitudes ou dans des réponses toutes faites.
Tu me laisses chercher en moi les chemins qui sont les miens...
Alors, je trouve parfois tout seul et je me sens grandir.

Jacques Salomé.

JEANNE ET LA SÉCURITÉ

Je me souviens de Mme Jeanne B. 29ans qui vient me consulter. Elle présente à l'examen buccal une édentation du secteur inférieur droit (44-45-46-47), caries sur 24-25, une couronne en acier sur 36, 2 amalgames à mercure sur 17-18 et une gencive enflammée et un peu déchaussée. Les incisives antérieures haut et bas sont très usées. Le contact est prématuré sur 26-36 et 14-24. Les tests de l'ouverture de la bouche montrent un déplacement de la mâchoire vers la gauche. A la palpation des muscles de la mastication, les masséters et les temporaux sont douloureux. Les lignes des pupilles oculaires et celles des épaules ne sont pas parallèles.

A mon interrogation médicale, elle me dit souffrir de grosses migraines incessantes depuis 7 ans. Les cervicales, les lombaires ainsi que le genou gauche la lancent toutes les nuits et la réveillent à 3 heures du matin. Elle est suivie par son médecin pour ses migraines et par un kinésithérapeute pour son dos.

Je soulage d'un pansement provisoire les caries 24-25 et lui propose de voir notre orthoptiste pour un bilan visuel et notre podologue pour un bilan des pieds.

Le bilan visuel révèle un problème de convergence oculaire et que ses lunettes ne sont pas assez fortes pour bien lire.

Le bilan podal montre un pied droit très tourné vers l'extérieur et un appui beaucoup plus fort sur la jambe gauche ; le centre de gravité sur le podoscope montre une position arrière et à gauche par rapport à un témoin équilibré.
Après quelques séances d'orthoptie, Jeanne souffre un peu moins de ses fortes migraines. Les semelles de correction ont soulagé ses lombalgies.

Quand je la revois un mois plus tard, je lui propose une gouttière pour rétablir l'occlusion en attendant qu'elle consulte notre ostéopathe. Les séances d'ostéopathie ont soulagé un peu ses migraines et ses lombaires mais la douleur du genou la réveille toujours toutes les nuits et les cervicales restent très algiques. Je remarque que les prématurités sur les molaires 36-26 ont disparu après les séances d'ostéopathie et que persistent les sur-contacts sur 24-14 que je règle en meulant les pointes des dents ce qui a diminué ses migraines sur le fauteuil car elle était en crise. Je lui enseigne notre kinésithérapie de la mâchoire à pratiquer pendant 6 mois pour la revoir après avoir terminé ses séances avec les autres confrères.

Au contrôle, elle présente toujours les migraines mais moins fortes. Les cervicalgies et le genou restent douloureux la nuit. Elle me dit alors serrer les dents très fort la nuit, ce qui pourrait user ses incisives et je lui demande depuis quand elle serre les dents ?

Elle me répond : il y a 7 ans j'ai été agressée violemment avec coups et blessures à la sortie d'une gare, depuis j'ai très peur.

Je peux le comprendre, que pensez-vous de quelques séances avec un psychologue pour vous aider à vous libérer de cet évènement traumatisant ?
Elle acquiesce d'un sourire.

Six mois plus tard, je lui enlève la gouttière et je lui place un appareil provisoire pour compenser l'édentation 44-45-46-47 et j'apprends qu'elle suit des séances de sophrologie conseillées par le psychologue pour la détendre. Ses gencives sont très enflammées, je lui propose de consulter notre naturopathe pour équilibrer l'acidité salivaire, cause importante de parodontopathie.

Six mois après, je constate qu'elle n'a plus de migraine sauf quand elle angoisse un peu lorsqu'elle est contrariée me précise-t-elle, son genou ne la réveille plus la nuit. Alors, je lui propose un appareil définitif.

Lors de la pose de l'appareil, Jeanne s'exclame en se levant du fauteuil :

Qu'avez-vous fait Docteur ? Je sens bien mes pieds sur la terre et je sens bien mes dents du fond. Cela me fait du bien car c'est une sensation d'équilibre que n'avais plus depuis tellement longtemps.

Quinze jours après au contrôle, elle me dit ceci :

Depuis que j'ai mon appareil et ma bouche en bon état, je me sens plus sûre de moi parce que, lorsque j'angoisse, j'ai des appuis en serrant mes dents, je me sens plus en sécurité à l'intérieur de moi. Et puis les massages des pieds qu'a pratiqués sur moi votre naturopathe m'ont permis d'ôter la phobie d'être trop prés de quelqu'un ou d'être touchée causée par mon agression il y a quelques années. Grâce à votre équipe de soin, vous m'avez permis de reprendre goût à la vie. Je pense que maintenant je peux changer des choses dans ma vie.
Voyons, voyons, j'ai envie de chanter, oui je crois que je vais prendre des cours de chant... Ainsi soit-il !

Ce cas clinique a duré deux années pour en arriver à ce résultat.

La posturologie n'est pas présentée dans notre livre comme une nouvelle technique mais comme un outil de diagnostic. Les Dr M.A. CLAUZADE, Mr B. DARAILLANS, Dr B. BRICOT, Dr L. NAHMANI ont bien établi le protocole et nous vous invitons à lire leurs ouvrages éloquents.
De notre étude approfondie de la posture de la mandibule, nous avons inventé la posturomandibulogie. Son approche est basée sur l'observation directe et impose d'emblée l'interaction entre trois praticiens :
Le chirurgien dentiste, le podologue et l'orthoptiste pour effectuer le bilan postural global.
La posturologie nous offre l'avantage d'observer le patient sous différentes "portes d'entrée" et nous permet de le découvrir sous une vision kaléidoscopique. Si besoin est, nous demanderons la collaboration du prothésiste dentaire, du naturopathe, du psychologue, etc....

Harmonie de notre corps

L'observation du monde animal dont l'homme fait parti, nous montre que l'évolution d'une espèce dépend essentiellement à l'aptitude de celle-ci à s'adapter à son environnement.

Il suffit d'observer la mâchoire d'un crocodile, elle est parfaitement dans le prolongement de son corps, lui permettant ainsi de glisser à la surface de l'eau sans être vu et être confondu avec un tronc d'arbre. (Fig. 2-1).

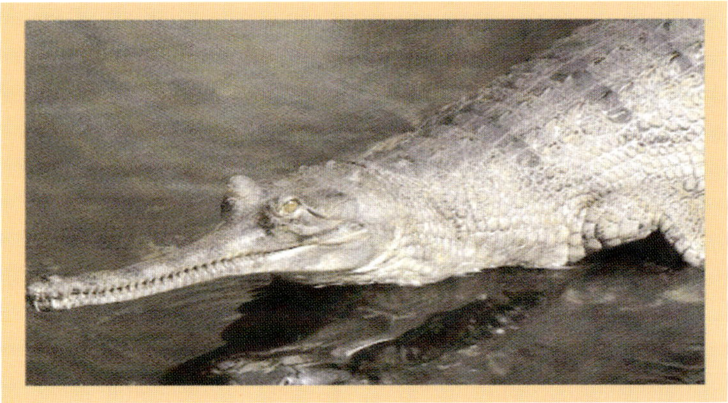

Fig. 2-1

Le monde marin lui aussi est un formidable exemple d'adaptation d'une espèce dans son milieu. Il suffit pour cela de remarquer que les poissons vivant vers la surface de l'eau ont leurs bouches situées vers le haut du corps, ceux nageant en eau moyenne ont les leurs au centre du corps, alors que les poissons de fond les ont situées vers le bas. (Fig. 2-2).

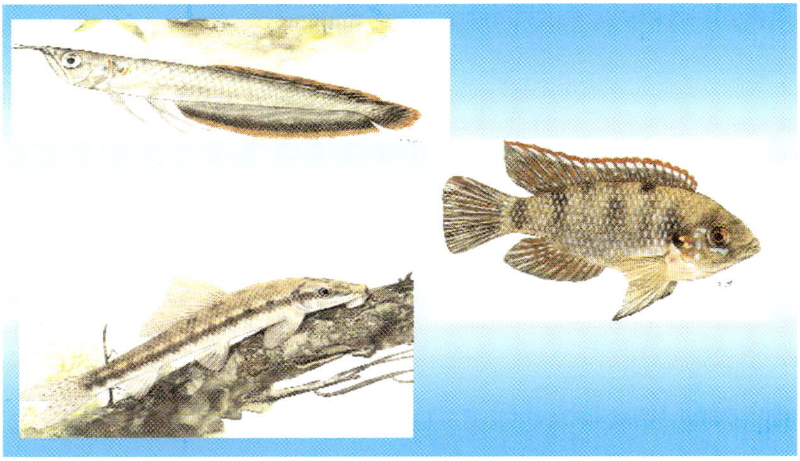

Fig. 2-2

Il en est de même pour les mammifères, le cou de la girafe en est un parfait exemple. Revenons à l'espèce qui nous intéresse aujourd'hui, cet étrange mammifère, bipède, qu'est **l'Homme.**

Pour se déplacer, il ne rampe pas, ne marche pas à quatre pattes, mais il se tient debout.

Qu'elles sont les modifications que cette posture peut entraîner, et comment l'individu peut-il s'adapter ?

Nous savons qu'il existe dans les arcades dentaires des courbes dans le sens frontal et sagittale, qui sont les courbes de ***Spee*** et ***Wilson***.

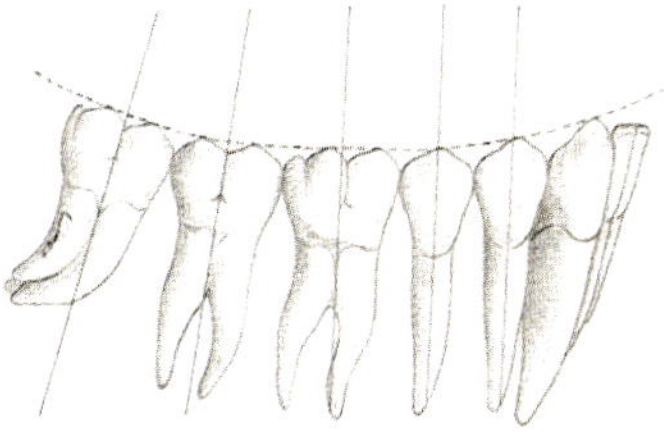

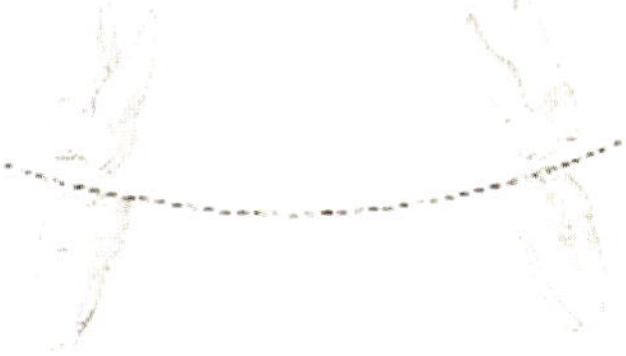

Fig. 2-3 - Courbe de Wilson

Fig. 2-4 - Courbe de Spee

Ce qui peut paraître étrange ou merveilleux, cela à été notre première interrogation, comment et pourquoi, lorsque l'on rejoint tous les axes dentaires, ceux-ci convergent vers un point anatomique qui est l'apophyse Crista-gallie. C'est aussi un point marqué dans certaines civilisations. Il est représenté en Inde par un point sur le milieu du front, au-dessus des yeux, appelé par les Indous " le troisième oeil ".

De ce point, démarrent des droites passant par les axes des dents et la zone externe du bassin, formant ainsi un polygone de sustentation avec des proportions que l'on retrouve en architecture.

En effet, par exemple, si l'on superpose le triangle obtenu sur deux images, la première représentant le pentaèdre de Léonard de Vinci (Fig. 2-5), et la Tour Eiffel (Fig. 2-6), nous constatons que les proportions sont identiques, de plus le troisième étage de la Tour Eiffel correspond au niveau de la mandibule, le second se situe au niveau du bassin, le premier, aux genoux.

Cela laisse à penser que les lois de l'équilibre et de l'harmonie sont universelles.

L'occlusion dentaire serait-elle la clé de voûte de l'équilibre de la cathédrale qui est notre corps ?

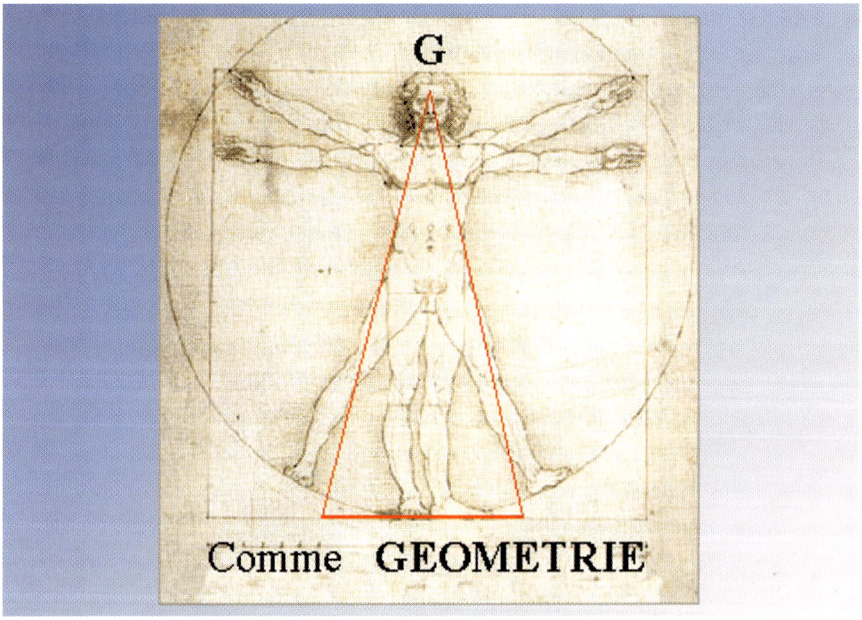

Fig. 2-5 - Le pantaèdre de Léonard de Vinci d'après Puenté-Brassecassé

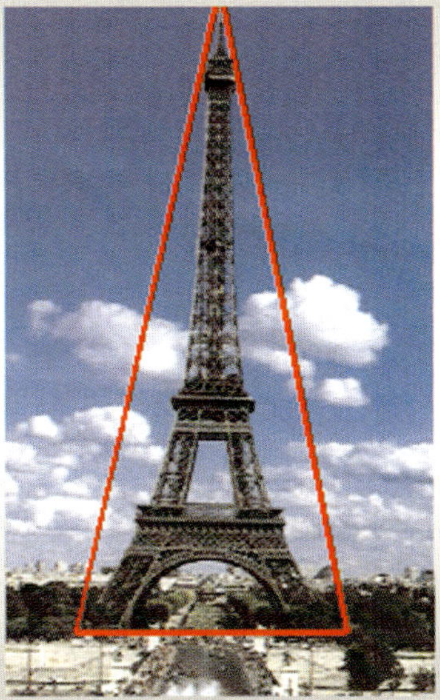

Fig. 2-6 - La Tour Eiffel d'après Puenté-Brassecassé

Comment, avec une base aussi petite peut-on atteindre une telle verticalité ?

Relation des contacts dentaires avec la posture de la tête.

Pour le comprendre réalisons maintenant quelques tests, afin de mettre en évidence les relations qui existent entre la position de notre tête et les contacts dentaires engendrés par celle-ci.

Levez franchement votre tête en arrière, en claquant des dents

Inscrivez vos remarques avant de lire la suite : Quelles sont les dents qui se touchent en premier ?

Vous vous apercevez que plus l'amplitude du mouvement de votre tête augmente, plus vos contacts dentaires s'affirment vers vos molaires.

Baissez franchement votre tête en avant

Inscrivez vos remarques avant de lire la suite : Quelles sont les dents qui se touchent en premier ?

Maintenant vos contacts vont progressivement augmenter et se diriger sur vos canines et incisives.

En maintenant votre **tête bien droite**, comme assis sur un fauteuil, les dents serrées, **amenez votre regard au maximum vers votre droite.**

Inscrivez vos remarques avant de lire la suite : Quelles sont les dents qui se touchent en premier ?

Vous pouvez constater que lorsque vous serrez les dents, vos contacts dentaires sont plus forts à droite.

Ces quelques tests, rapides, permettent de prendre conscience des répercussions des mouvements de votre tête et de vos yeux par rapport à votre occlusion dentaire. Nous verrons plus loin que l'inverse existe aussi, c'est-à-dire qu'un mauvais calage dentaire peut lui aussi se répercuter sur la position de votre corps, provoquer des tensions dans le cou, dans les oreilles ou dans les articulations.

Il est désormais facile de comprendre qu'il n'est pas raisonnable d'envisager d'enregistrer une bonne relation dentaire sans se préoccuper de la position du patient lors de cet enregistrement. Ainsi il faut détecter les anomalies de fonctionnement musculaire, osseuses, de vision etc., éventuellement demander l'avis d'un spécialiste (médecin, ostéopathe, podologue, ophtalmologiste, orthoptiste, kinésithérapeute, ou autre...).

Il vous est certainement arrivé, après un réglage dentaire réalisé au fauteuil de vous rendre compte après être parti du cabinet dentaire que l'amalgame, le composite, ou la prothèse que l'on vient de vous poser vous gêne. Ayant répondu à la fin de la séance à votre chirurgien-dentiste que tout allait bien, vous n'osez plus retourner le consulter, en vous disant qu'après tout, vous finirez bien par vous habituer.

C'est là que risquent de commencer vos problèmes.

En effet, si ce réglage a été effectué dans une position où vos jambes sont légèrement relevées, votre tête se retrouve beaucoup trop en arrière, votre mandibule qui est un os libre, simplement retenue par un système musculaire et ligamentaire. Elle prend une position trop postérieure, la tête condylienne se retrouve dans une relation plus haute et en arrière dans sa cavité glénoïde et risque de comprimer la zone postérieure entraînant ainsi des douleurs en partie dues à l'étirement ligamentaire. La compression de la zone postérieure (zone bi-laminaire) peut être une des causes de bourdonnements d'oreilles (acouphènes), vertiges, le conduit auditif et l'oreille interne se trouvant juste derrière, accompagnés éventuellement de maux de tête, etc.

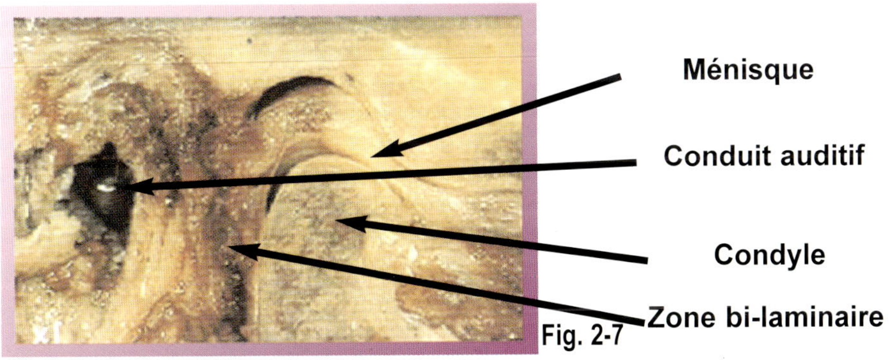

Fig. 2-7

Coupe de l'articulation temporo-mandibulaire

Conseils pratiques aux praticiens : il est nécessaire pour effectuer un réglage dentaire correct, que le patient soit en **position assise** et ensuite **debout.** Il faut en fait se rapprocher le plus possible de sa **position la plus fonctionnelle**.
Lequel d'entre nous est-il capable de mastiquer et déglutir complètement couché en arrière ?

Il faut donc aussi **éviter de regarder son dentiste lors du contrôle d'occlusion**, car vous risquez de fausser les pressions dentaires et de donner de mauvaises indications au praticien.

Imaginons une prothèse amovible parfaitement adaptée, sans contrôle cette prothèse peut, au fil du temps, se tasser par les pressions qu'elle va subir. Votre gencive va souvent se modifier, votre os peut lui aussi bouger et votre appareil s'user.

N'oubliez jamais que votre corps se modifie continuellement, il est donc utopique de penser que cette prothèse posée à un moment lambda, restera aussi intégrée six mois après, nul n'est capable de prévoir à quel rythme tout cela va se modifier.

On conçoit d'amener sa voiture au garage en révision pour les contrôles et les éventuelles pièces à changer ou à modifier, l'on doit rendre visite régulièrement à son dentiste afin qu'il vérifie la bonne santé, les modifications anatomiques de votre bouche ainsi que l'usure de votre prothèse.

Si toutes ces petites erreurs s'additionnent, elles finissent par fausser l'élaboration de votre prothèse et celle-ci sera inconfortable. Pour éviter ces désagréments, des visites de contrôle périodiques chez votre dentiste sont indispensables.

De même, il doit lors de la pose d'une prothèse vous tenir informé sur l'origine, la nature et les choix des matériaux utilisés, ainsi que la périodicité des contrôles à venir.

Vous devez lui demander si le laboratoire de prothèses dentaires qui a réalisé votre prothèse est **Certifié**.

Il existe aujourd'hui deux principales **Normes de Qualité :**

La première, adaptée au marché Français et réalisable par des petits laboratoires, voire un artisan seul, est la Certification de Qualité de services et de fabrication délivrée par **O.C.M S.**

La seconde, orientée vers les entreprises qui veulent vendre sur le marché européen, plutôt orientée vers les grosses structures de fabrication, est la Norme **I.S.O.**

Il faut savoir qu'actuellement (septembre 2005), il n'existe aucune obligation pour un laboratoire de prothèses dentaires de se certifier.

C'est-à-dire que lorsque vous achetez n'importe quel objet même futile, le fabricant est dans l'obligation de répondre à un cahier des charges bien précis pour obtenir l'autorisation de le vendre.

Un laboratoire de prothèses dentaires n'a aucune obligation si ce n'est la **traçabilité des produits** entrant dans la composition de la prothèse, alors que c'est Votre Santé qui est en jeu (incroyable non !).

Lorsque vous achetez un paquet de cigarettes, sont mentionnés sur celui-ci les risques encourus alors que vous avez pris vous-même la décision de l'acheter, puis de le fumer, vous êtes responsable.

Dans le cas d'une prothèse, c'est une personne autre que vous qui prend cette décision, vous vous trouvez tributaire et passif devant son choix.
Imaginons maintenant qu'un prothésiste dentaire achète un alliage conforme aux normes de fabrication et de sécurité. S'il est équipé d'un matériel de fusion pour du nichel-chrome, tel qu'un arc électrique, lorsqu'il va fondre son alliage, il va par un apport très important de carbone, transformer celui-ci en un vulgaire alliage de fonte.

Ceci, est tout à fait indécelable par le chirurgien dentiste car, cet alliage transformé conserve son allure initiale, à l'œil, mais il a perdu toutes ses propriétés d'origine, prévues par son fabricant. Ce qui entraîne une fragilité, voire une fracture, et des porosités de la prothèse augmentant le dépôt de la plaque dentaire, avec toutes ses conséquences : risques d'inflammation gingivale, de corrosion...

Il est donc important, pour le patient-consommateur de vérifier si la prothèse que l'on va lui poser, est fabriquée avec des composants conformes aux normes ISO, NF, NIOM, AFNOR ou autres, et surtout si **le laboratoire de prothèses dentaires est certifié par un organisme indépendant qui contrôle la traçabilité, les normes et la conformité des procédures de fabrication.**

Cela est la seule condition d'une bonne garantie et d'une totale confiance.

Il ne faut pas oublier qu'une prothèse est un Dispositif Médical Sur Mesure (D.M.S.M), et par conséquent le non respect des normes de fabrication et du choix des matériaux peut entraîner des troubles graves pour le patient.

Depuis le 13 juin 1998, existe une Directive Européenne qui est : la Directive n° 93/42/CEE sur les Exigences Essentielles de Sécurité (EES) précisant que :

III - La palpation des muscles masticateurs

•Le fabricant de produits dentaires soit totalement responsable de tous les produits qu'il commercialise sur le marché.

•Le laboratoire de prothèses dentaires est complètement responsable de la réalisation qu'il conçoit, élabore et livre à son client praticien.

•Le praticien est entièrement responsable du produit qu'il place dans la bouche de son patient, y compris de son comportement clinique à court, moyen et long terme.

LA POSTUROMANDIBULOGIE

I) Son origine :

La phylogénèse nous montre que l'homme est passé de la station à quatre pattes à la station debout à deux pattes. Cette évolution a permis un changement radical de la colonne vertébrale par la bascule du bassin. A fortiori, le port de la tête se trouve aussi modifié provoquant un recul de la mandibule et une proéminence de la zone frontale (G. MONTET). Cette évolution posturale augmente la capacité humaine dans les fonctions créatrices au niveau frontal et un langage articulé plus sophistiqué au niveau de la bouche. Il est clair que la fonction buccale de pince dentaire ou d'outil de cisaillement est remplacée par la différenciation fonctionnelle des mains. Le passage du quadrupède au bipède apporte un nouvel axe de conscience associé à la notion de verticalité. Est-ce pour cette raison que l'homme a une fâcheuse tendance à construire des gratte-ciels de plus en plus haut ?
Néanmoins, cette attitude érigée a l'inconvénient de créer une fragilité importante de l'architecture humaine : la perte de la stabilité du corps.

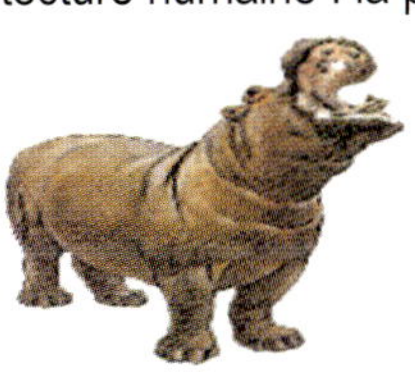
Hippopotame

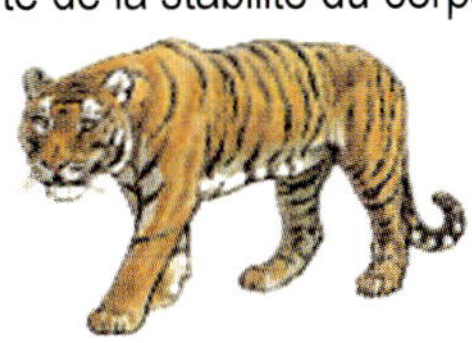
Tigre d'Asie

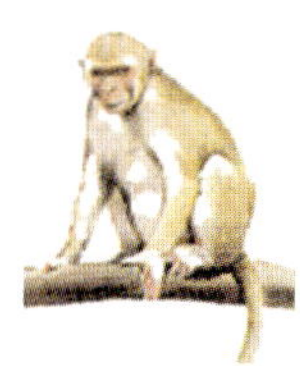
Macaque

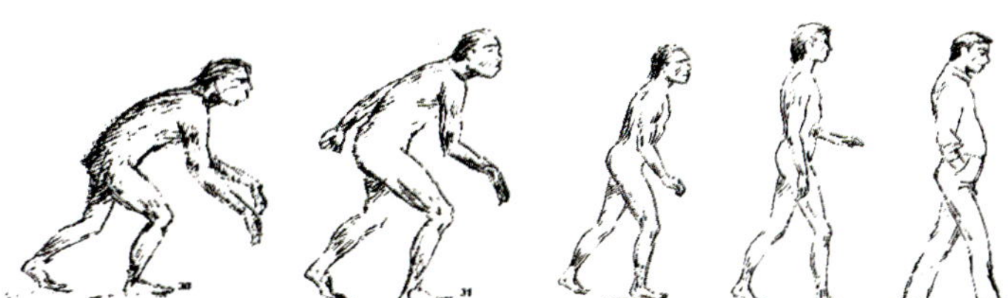
Fig. 2-8 - Evolution humaine vers la station debout

En effet, si on pousse fort une personne au niveau de sa poitrine, elle tombe au sol. Cet exemple montre la difficulté qu'a l'être humain à rester debout particulièrement s'il reçoit un choc de face ou par derrière. De même, s'il porte un lourd objet en le tenant au dessus de sa tête, les risques de blessures sur la colonne vertébrale sont très importants.

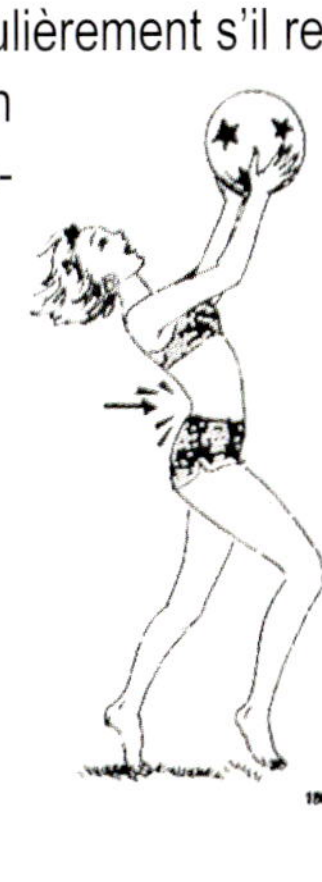
Fig. 2-9 - Blessure lombaire

Cette instabilité sera à l'origine :
- des lombalgies
- des cervicalgies
- des rétrognatismes
- de la fragilité au stress

Pour ne pas tomber, l'être humain est obligé d'effectuer un mouvement d'oscillation permanent composé d'une posture de déséquilibre aussitôt compensée par une posture antagoniste de rééquilibration. L'enveloppe des mouvements d'opposition antéropostérieurs redonne un état d'équilibre debout (voir schéma cours ATM). Ce balancement crée une circulation naturelle du sang, des liquides et de l'énergie dans le corps.

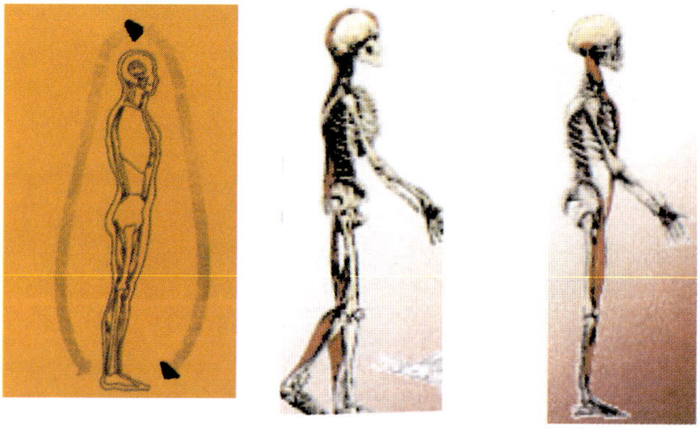

Fig. 2-10 - Mécanisme d'activation des chaines musculaires antérieures et postérieures

II) LE CORPS EST UN TOUT

Un schéma de " l'écorché " humain nous révèle l'enchevêtrement des muscles entre eux. Si nous actionnons un muscle du visage, nous pouvons en ressentir la répercussion jusqu'au pied. Nos différents muscles sont attachés d'un côté sur un os de l'autre côté sur un autre os par les tendons. Ils sont entourés d'une gaine que l'on nomme des fascias qui permettent le glissement de groupes musculaires pendant un geste. Par la contraction des muscles et des tendons nous pouvons effectuer des mouvements. Les ostéopathes nous ont appris la relation possible entre une entorse de la cheville gauche et une malocclusion sur la 1ère molaire mandibulaire droite.

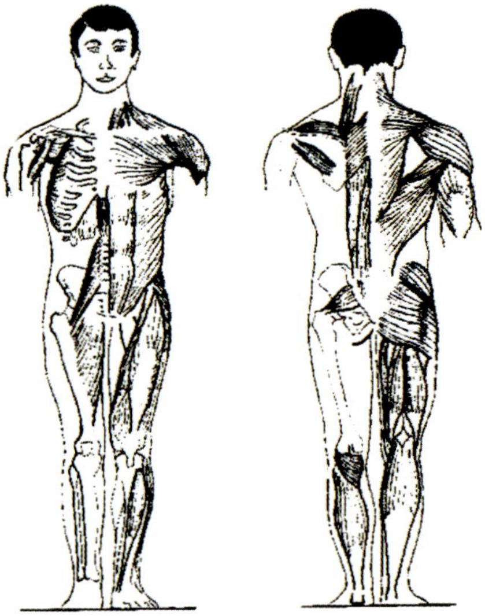

Fig. 2-11 : musculature humaine

Adaptation physiologique à partir d'une malocclusion dentaire à droite

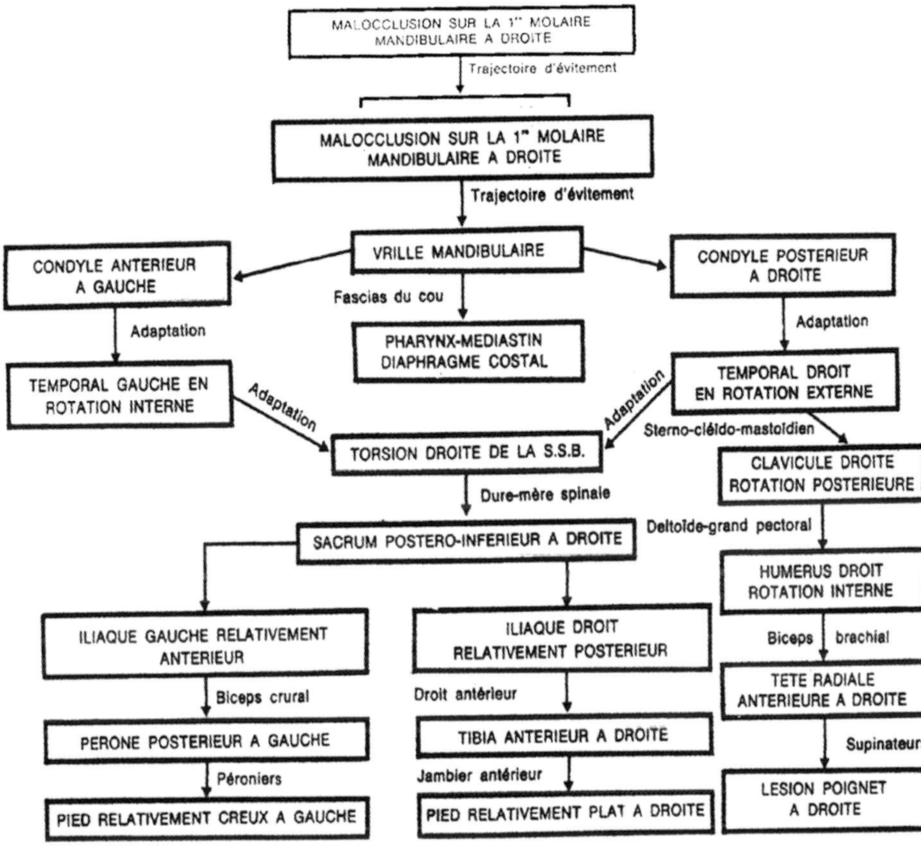

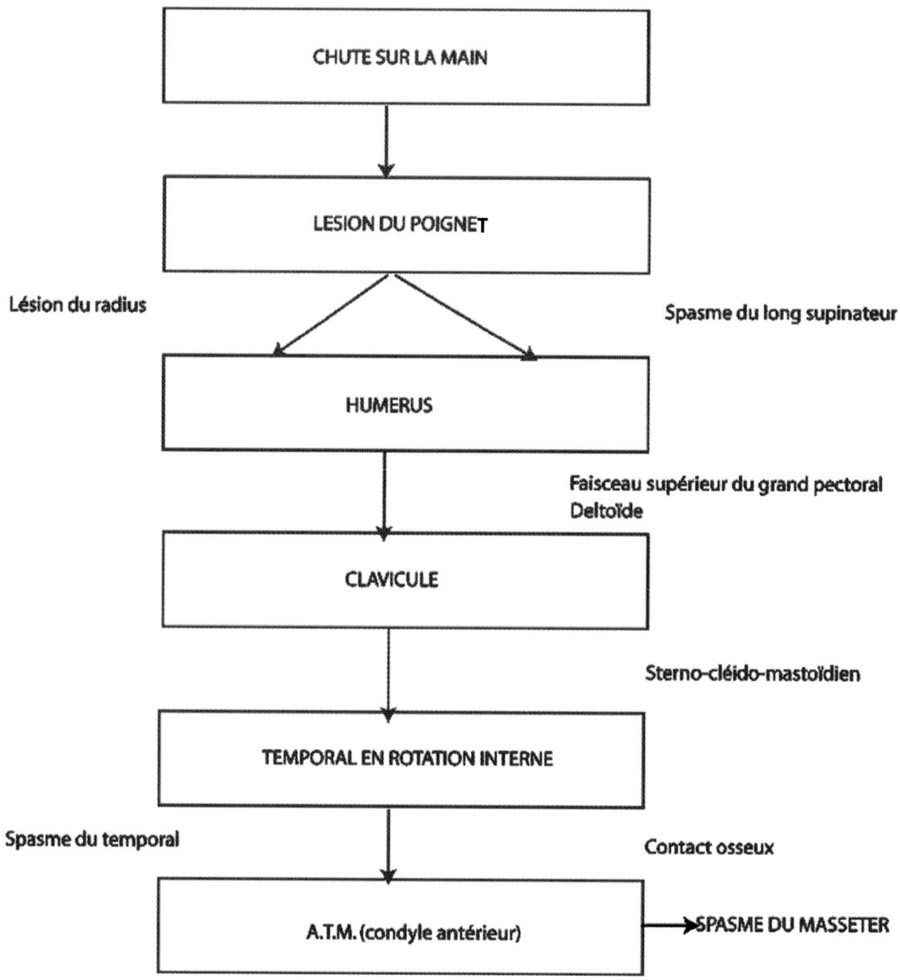

Fig. 2-13 - Adaptation physiologique à partir d'une chute sur la main

Le corps est donc un **tout** indissociable. Chaque thérapeute doit faire son possible pour soulager son patient. Mais si il n'y arrive pas, il est essentiel aujourd'hui de créer des équipes de travail pluridisciplinaires afin de l'aiguiller vers d'autres confrères qui vont agir autrement sur la même zone douloureuse. En tout cas aujourd'hui, un chirurgien-dentiste ne peut plus travailler efficacement sans l'aide d'un ostéopathe ou d'un podologue.

III) LE ROLE SPECIFIQUE DE LA MANDIBULE

ÉTUDE ANATOMIQUE

1) La mandibule est l'articulation du corps la plus mobile. Elle peut se mouvoir d'avant en arrière, de droite à gauche, de haut en bas. C'est la seule articulation possédant cinq degrés de mouvement. En général, une articulation est composée d'une tête articulaire et d'un toit articulaire. Elle n'a qu'un mouvement de flexion, extension : tendez votre coude droit et repliez le, vous constaterez vite la limitation de l'articulation du coude. Cette liberté de mouvement de l'A.T.M. est essentielle au langage articulé et à la mastication.

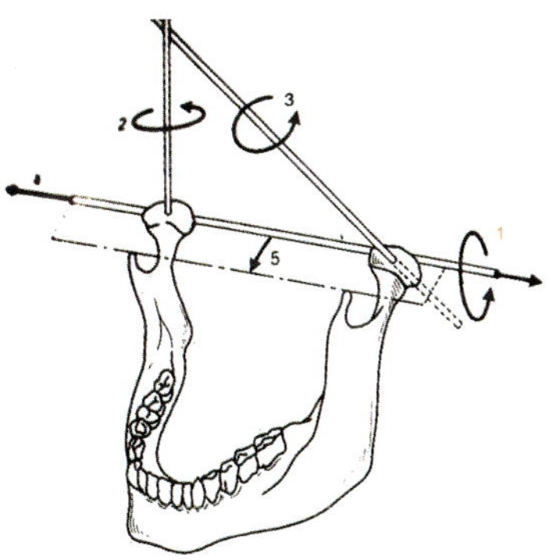

Fig. 2-14

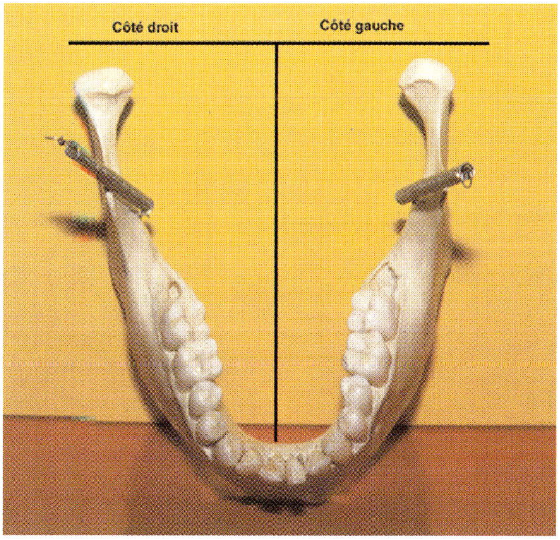

Fig. 2-15

2) La mandibule est le seul os avec deux articulations situées de part et d'autre de l'axe médian du corps.
Remarquons que l'os frontal n'a pas d'articulation et que l'os du bassin est relié au sacrum, c'est-à-dire à la colonne vertébrale, comme beaucoup d'articulation (les bras, les jambes, la tête). La mandibule possède deux articulations indissociables l'une de l'autre. Lorsque nous effectuons un mouvement de la mandibule vers la droite, il y a une

répercussion immédiate du côté gauche. Si notre mouvement de mandibule est limité ou difficile d'un côté par rapport à l'autre, c'est souvent l'expression d'une dyslexie. Les orthophonistes ont remarqué que la difficulté de repérer la droite et la gauche, le fait d'inverser les b et les d étaient en corrélation avec des problèmes de mâchoires trop petites. La bouche appelée communément " la boîte à langue " est trop petite. Les mouvements de la mandibule sont réduits et la langue est gênée dans sa course lors du langage parlé. La phonation est très perturbée mais aussi le repérage de l'individu dans l'espace.
Du point de vue neurophysiologique, des études montrent l'action des articulations de la mâchoire sur le corps calleux du cerveau. Cette position a la particularité d'activer le cerveau droit et le cerveau gauche. Cet équilibre d'activité du cerveau droit et du cerveau gauche apporte à l'individu un état de bien être et d'harmonie.

L'équilibre de la mandibule avec le maxillaire apporte du bien être.

3)La bouche est zone de transformation du YIN et du YANG

la bouche est un sas entre l'extérieur et l'intérieur. La mastication est un processus de mélange du YANG et du YIN. Les taoïstes nous disent que les dents du haut captent l'énergie du ciel (énergie Yang) et les dents du bas l'énergie de la terre (énergie Yin). La salive est l'élixir qui va permettre ce mélange énergétique dans les aliments que nous ingérons. Les dents vont déchiqueter tout ce qui vient de l'extérieur pour le broyer avant de l'envoyer dans le tube digestif. Tout ce qui est solide est réduit en bouillie.

La bouche est la zone du commencement du cycle de la transformation.

L'équilibre de la mandibule est très important. Il est utile à l'activation du système sympathique et para-sympathique. C'est l'équivalent du système Yin et Yang de la médecine chinoise. Par nos exercices de physiothérapie mandibulaire, nos patients ont recouvrés rapidement un équilibre énergétique Yin et Yang. Les patients trop Yin (dépressif, flasque, mou, faible) sont devenus plus toniques ; les patients trop Yang (nerveux, excité, empressé) sont devenus plus calmes.

La bouche a la capacité de rééquilibrer le Yin et le Yang du corps.

4)Le rôle postural de la mandibule

Voici une fonction peu connue de la mandibule alors qu'elle joue le rôle primordial dans la posturomandibulogie. La bouche sert à manger 10 minutes par repas soit environ ½ heure par jour. Pendant 23h30, elle a une autre utilité.
La mandibule est le seul os suspendu dans l'espace rattachée au crâne par 2 articulations droite et gauche temporomandibulaires. Si nous relâchons bien les muscles de la mâchoire, la mandibule tombe et la bouche s'ouvre. Si nous contractons les muscles

masticateurs, la mandibule remonte. Nous déterminons un " point neutre " de la mandibule par notre physiothérapie mandibulaire (ce sont des exercices spécifiques de la mandibule qui permettent au patient de trouver ce point neutre). La bouche est alors légèrement entrouverte. Elle est en position d'équilibre entre la force de la gravité sur le poids de la mandibule et le tonus musculaire de la mâchoire. A ce moment, nous contractons les muscles masticateurs, la mandibule n'a qu'une seule possibilité, celle de s'élever. En dehors du phénomène de la mastication, il semblerait que la mandibule ait le rôle de lutter contre la gravitation c'est à dire l'attraction des corps vers le centre de la terre. En fait, **la mandibule fait partie d'un système d'équilibration posturale complexe.**

Essayons de savoir comment un être humain se déplace dans l'espace ?
L'homme va à la rencontre du sol à l'aide de ses pieds. Ils lui seront utiles pour s'adapter à un terrain plat ou incliné. Ce bipède possède deux grandes jambes et un tronc sur lequel se trouve une tête. En fait nous sommes construits comme une tour avec au sommet deux caméras que sont nos yeux pour nous aider à garder la ligne d'horizon justement horizontale. Nos oreilles nous donnent des informations sonores complétant le sens visuel. Par exemple, le bruit d'un moteur de voiture nous prévient de l'arrivée d'un véhicule derrière nous.

Existe-t-il un intérêt à ce que la mandibule soit positionnée très haute dans le corps ?
L'articulation temporomandibulaire est considérée par les chinois comme l'articulation maître du corps parce qu'elle est la plus haute dans le corps. Ainsi, elle commande toutes les articulations et plus particulièrement les articulations doubles : celles des épaules et des hanches. Elle régule à fortiori les coudes et les poignets, les genoux et les chevilles par un effet d'horizontalité. Si la mandibule est horizontale, elle commande l'horizontalité de la ligne des épaules et des hanches et ainsi celles de la ligne bipupillaire.

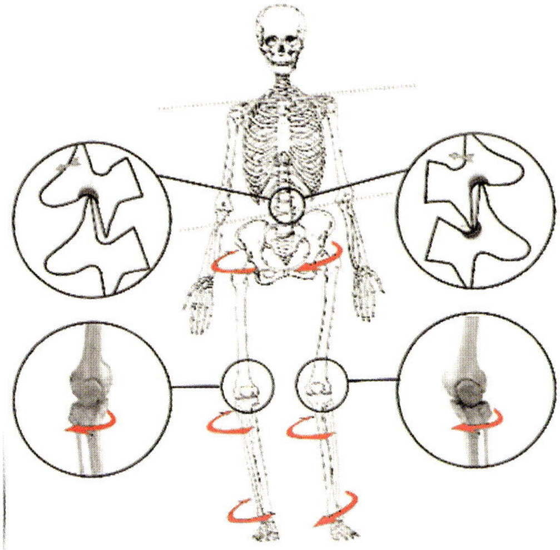

Fig. 2-17- Bascule de la ligne des épaules et du bassin d'après B. Bricot.

Sa situation très élevée a l'avantage d'amplifier toute information qui vient du sol par un effet pantographique. Une modification au sol de 2 degrés provoque un décalage de 3,5mm entre les 2 pieds situés à 10 cm l'un de l'autre. Cela produit au niveau des ATM une modification de l'axe du corps de 60 mm, soit environ une amplification de 17 fois l'information au sol. Ceci permet une réception aisée au centre de l'équilibre situé derrière les oreilles (cochlée vestibulaire) et aux récepteurs proprioceptifs de la mandibule. Les effets de bascule provoqués par la mandibule peuvent être compliqués par des effets de contrebascule venant du déséquilibre des pieds ou du bassin.

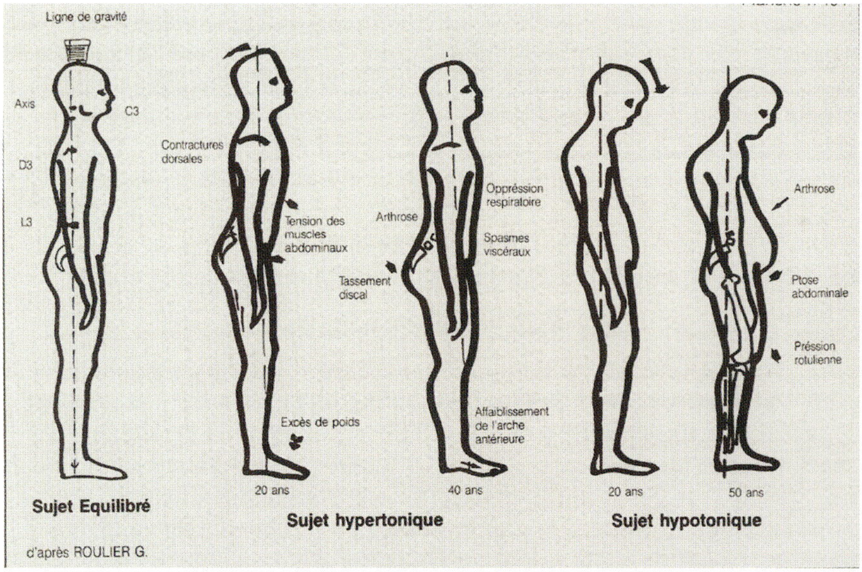

Fig. 2-18 : différentes postures usuelles de profil

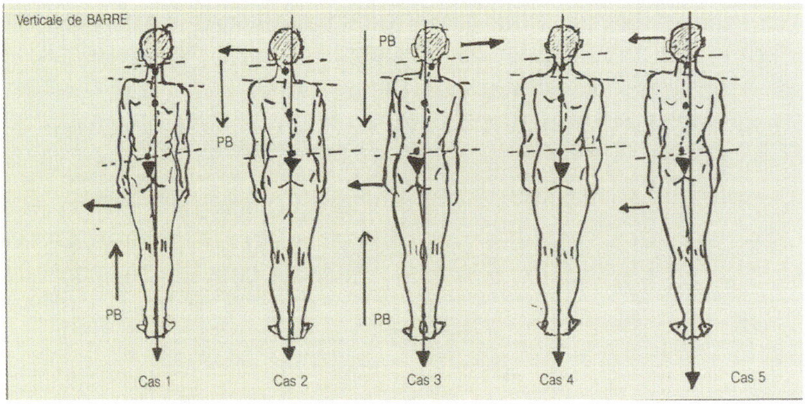

Fig. 2-19 : différentes postures usuelles de dos

La posture de la mandibule est une cause majeure dans la chronicité des attitudes décrites ci-dessus. Savez-vous que 80 % des français ont mal au dos !

Avez-vous aussi remarqué que la moindre gêne entre les dents était très amplifiée. Cette hypersensibilité est utile pour le mécanisme de la mastication. Les plongeurs savent bien que la dent est très sensible aux phénomènes de pression/dépression. Il en est de même lorsque nous allons en montagne. Les autres organes des sens servent à nous repérer dans l'espace. Si nous sommes très proches d'un mur par exemple, le toucher de la main ou de la peau nous fait éviter l'obstacle. L'ouïe par le son nous renseigne sur la notion espace-distance et la vue par le regard donne la notion espace-temps. Comme nous le dira M. de SURANY, un peu plus loin (ch. 4) la position de la mâchoire est ainsi une réponse réactive à l'espace émotion, telles que la sensibilité, la peur, les tensions intérieures et affectera la position de la mandibule. L'agressivité proposera une mandibule la plus en avant et la peur une mâchoire plus serrée.

SLAVICEK a défini la bouche comme étant un appareil manducateur capable de réagir non seulement à des données proprioceptives (ce qu'il sent) mais aussi à des données cognitives (ce qu'il pense) et à des données émotionnelles (ce qu'il ressent). Il est clair qu'une attitude est une expression psychomorphologique d'un être humain.

La mandibule est un instrument très pointu d'adaptation posturale de l'individu dans l'espace.

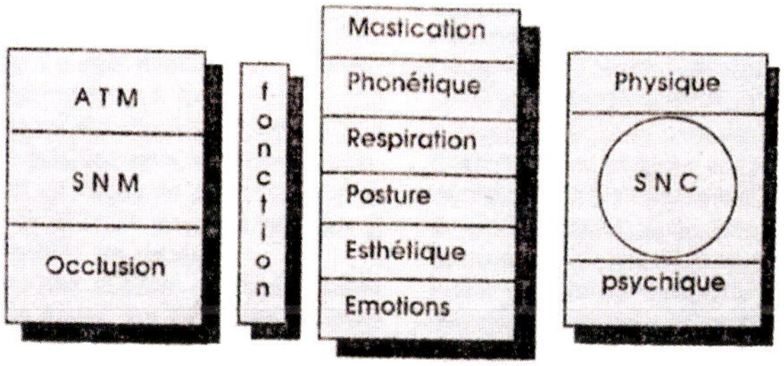

Fig. 2-20 - Modèle des mécanismes d'interaction des composants de l'organisme manducateur d'après Rudolf SLAVICEK.

Un exemple du rôle de l'équilibration du tonus postural en relation avec la porte d'entrée visuelle et podale.

☺ L'ado n'est pas dans ses baskets !

Avez-vous remarqué tous ces jeunes qui marchent avec des baskets délacés ?

Essayons de comprendre les conséquences de ce comportement :
Le corps a un petit mouvement d'oscillation antéropostérieur pour rester debout. L'information au sol dans la poussée en avant ne sera contrôlée que par la pression sur les orteils : les barorécepteurs des orteils donnent l'information que le corps est trop en avant et donc il va tomber en avant. Le cerveau réagit immédiatement en donnant l'ordre de basculer le corps en arrière. L'information au sol de la poussée en arrière ne sera contrôlé que par la pression des talons. Les barorécepteurs des talons donnent l'information que le corps est trop en arrière. A ce moment le cerveau donne l'ordre de basculer en avant et ainsi de suite pour rester debout.

Voici un adolescent qui porte des baskets à semelles épaisses et ses lacets ne sont pas attachés. Pour rester debout, il subit le même phénomène d'oscillation d'avant en arrière. A cause de l'épaisseur des semelles, les barorécepteurs des orteils et des talons ont plus de difficulté à ressentir l'impact au sol ; cela provoque une oscillation d'une plus grande amplitude en avant et en arrière (ceci est encore plus amplifié si les baskets ne sont pas attachés). Les yeux sont constamment obligés de s'adapter à ce fort balancement. Au bout d'un temps assez court, il ressent un effet de vertige. Il va stopper purement et simplement le balancement en rentrant ses genoux, en arrondissant le dos et en rentrant ses épaules. Cette attitude est très néfaste pour la santé de l'individu. Cette absence de mouvement fige le corps. Le balancement permet une contraction musculaire réciproque des muscles favorisant le retour veineux et le drainage lymphatique. Le cœur est aidé dans son travail qui consiste à apporter du sang dans tous les recoins du corps. L'ensemble des vaisseaux et des capillaires du corps humain ne représente qu'un réseau long de 3 fois le tour de la terre ! La maladie la plus fréquente dans notre société est la maladie cardio-vasculaire car nous ne faisons plus assez d'activité physique pour soulager la pompe cardiaque. Le drainage lymphatique collabore à une meilleure action de l'immunité. La position figée avec le dos voûté est une grande cause de la dépression.
La raison est simple, le corps est la résidence de l'esprit.

Conscients de l'impact du port de la tête sur la colonne vertébrale, nous avons observé minutieusement nos patients qui présentaient des secteurs édentés (droite ou gauche ou bilatéral) ou avec des troubles de l'ATM (craquement, claquement...). Les pathologies associées sont à 80% des cervicalgies associées à des becs de perroquets importants sur les cervicales C2 - C3 - C4 - C5 - C6 et des lombalgies essentielles.

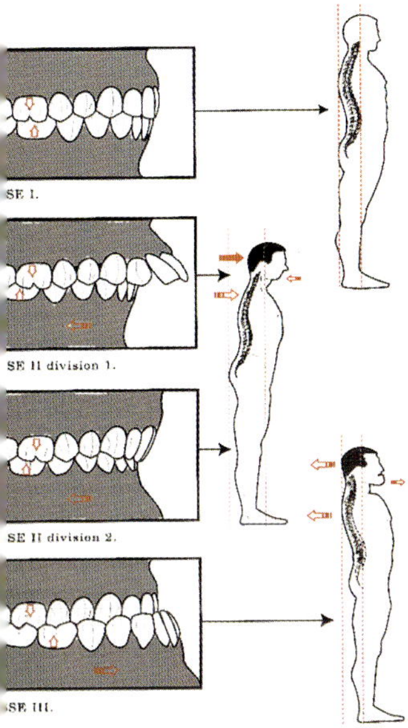

Fig. 2-21 - Modification de la posture en fonction des positions mandibulaires.

Tout déséquilibre buccodentaire se reporte sur les muscles sus-hyoïdiens. Cette tension va être immédiatement compensée par la tension des muscles nucaux. Ces zones de tensions chroniques persistant pendant plusieurs années, voire des dizaines d'années, créent des cristallisations intervertébrales qui gênent les mouvements de rotation de la tête.

La rigidification de l'ATM droite est souvent liée à une édentation du côté gauche de la mandibule ou du maxillaire. Le trapèze et le sternocléïdomastoïdien sont plus tendus du côté droit que du côté gauche. L'épaule droite est plus contractée et remonte plus haut que l'épaule gauche et ceci agit de la même manière sur le bassin sur le genou et jusqu'au pied.

Vous vous doutez bien que la colonne vertébrale qui est la jonction entre les jambe et la tête aura bien du mal à équilibrer toutes ces tensions entre elles. La personne ainsi constituée souffre fortement du dos. Bien sur, les causes psychologiques sont aussi présentes ; elles sont caractérisées par l'adage " j'en ai plein le dos ". Mais ce que nous voulons faire comprendre c'est qu'il est plus simple pour nous d'agir sur une position mandibulaire pour soulager votre pathologie que d'essayer de trouver la cause réelle des acouphènes, des vertiges, des maux de dos, des migraines...

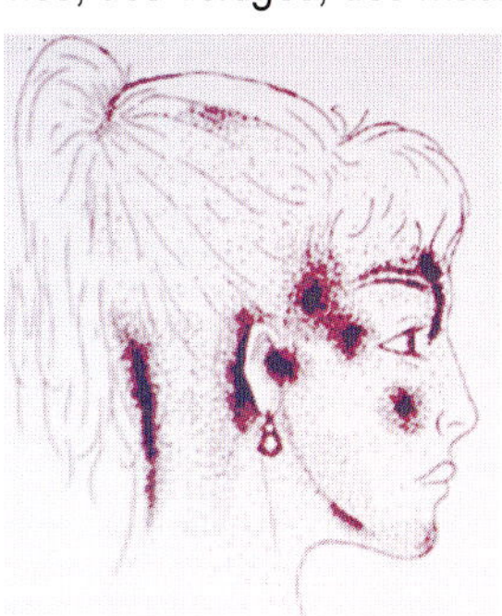

Fig. 2-22 - Territoires douloureux dûs à un déséquilibre dentaire.

Rappelez-vous l'emploi d'un fouet. Lorsque vous effectuez un mouvement sur le manche, l'onde se propage sur le fil du fouet et arrivée au bout elle disparaît dans l'air. Par contre, si nous attachons le bout du fouet contre le mur et que nous faisons un mouvement identique, l'onde va buter contre le mur et une onde de réaction revient dans votre main.

De la même manière, nous expliquons les cervicalgies et les lombalgies qui n'ont pas de causes traumatiques. Lorsque nous marchons, nous créons une pression au sol. Une onde de réaction monte dans le pied, remonte dans les jambes puis dans la colonne vertébrale en suivant les os du corps. Arrivée à l'atlas (1ère vertèbre cervicale) l'onde va se diviser en deux forces : la première force (sur le schéma notée force 1) s'échappe par le point le plus haut du crâne stimulant le point d'acupuncture PAI HUE (canal céleste chinois) ; la deuxième force notée force 2 passe par l'ATM et sort par la mandibule.
Quand nous marchons, nous devons avoir un léger mouvement de vibration de la mandibule pour libérer la majorité de la force de réaction au sol. La mandibule pourrait être appelée la première vertèbre de la colonne vertébrale.

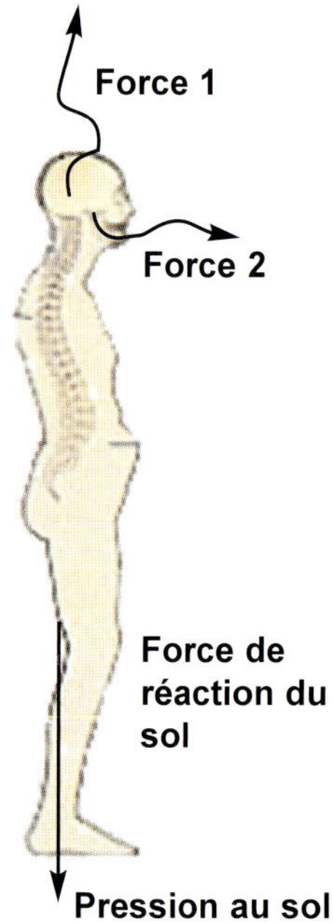

Fig. 2-23

Hypothèse de travail :

La posture debout semble être une référence intéressante. En effet, nous pouvons influencer le port de la tête par une modification du positionnement de la mandibule qui influencera à son tour fortement la posture de l'individu. En positionnant un patient sur un statokinésigramme nous obtenons la projection au sol de son centre de gravité. Nos études actuelles montrent que nous pouvons agir sur ce centre de gravité par le port de gouttières buccales. Nous observons alors que notre patient a une nouvelle programmation de son tonus postural, souffre moins du dos ou de migraine et se sent moins fatigué. Cela s'explique par le fait que si le corps est bien centré, il utilise alors peu de muscles pour le maintenir debout : c'est le principe de la balance de ROBERVAL. L'équilibration de la mâchoire provoque un effet de détente en cascade en direction des pieds. Progressivement, notre patient souffre moins quand il est en mouvement et son corps se déverrouille. L'ostéopathe, l'orthoptiste ou tout autre thérapeute pourront agir plus aisément sur les blocages.

Ainsi un posturomandibulogue est celui qui observe la mandibule mais aussi la posture du corps en entier.

Pour mieux comprendre l'importance de la posture sur notre santé, nous vous relatons cette étude américaine effectuée sur les dépressifs. Le but de cette étude était d'observer si il existe une relation entre la posture et la dépression. Les auteurs ont choisi mille personnes dépressives avérées prenant des antidépresseurs. Le jeu consistait simplement à leur demander de redresser leur dos voûté et de garder la tête bien droite toutes les demi-heures au long de la journée. Au bout de trois mois seulement, ces personnes se sont senties beaucoup mieux et ont commencé à diminuer les médicaments. Au bout de six mois, la moitié du groupe étudié a arrêté plus de 50% de leurs antidépresseurs. Après un an, 90% de ce groupe avaient arrêté leurs médicaments. Les 10% restant, ont dit avoir ressenti beaucoup de mieux mais restés anxieux, ils avaient encore besoin de leur traitement antidépressif.

Il est clair qu'une attitude correcte du corps permet une meilleur circulation du sang, de la respiration et de l'énergie. Nous savons que la pensée a une action sur le corps : c'est la voie psychosomatique mais le corps a aussi une action sur notre pensée : c'est la voie somato-psychique. Cette voie est très connue par les pratiquants de Yoga et de Taï Chi mais elle n'est pas suffisamment admise dans notre civilisation. C'est pourquoi, le posturomandibulogue n'hésitera pas à conseiller la pratique de ces activités à ses patients les plus chroniques et à proscrire différentes attitudes incorrectes.

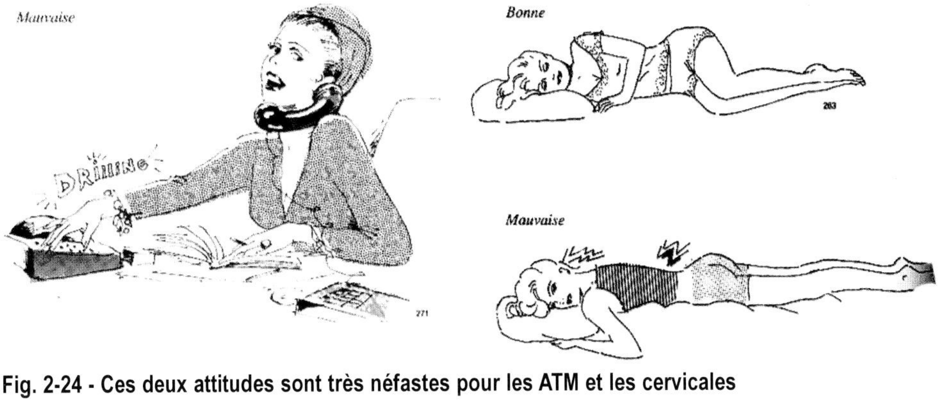

Fig. 2-24 - Ces deux attitudes sont très néfastes pour les ATM et les cervicales

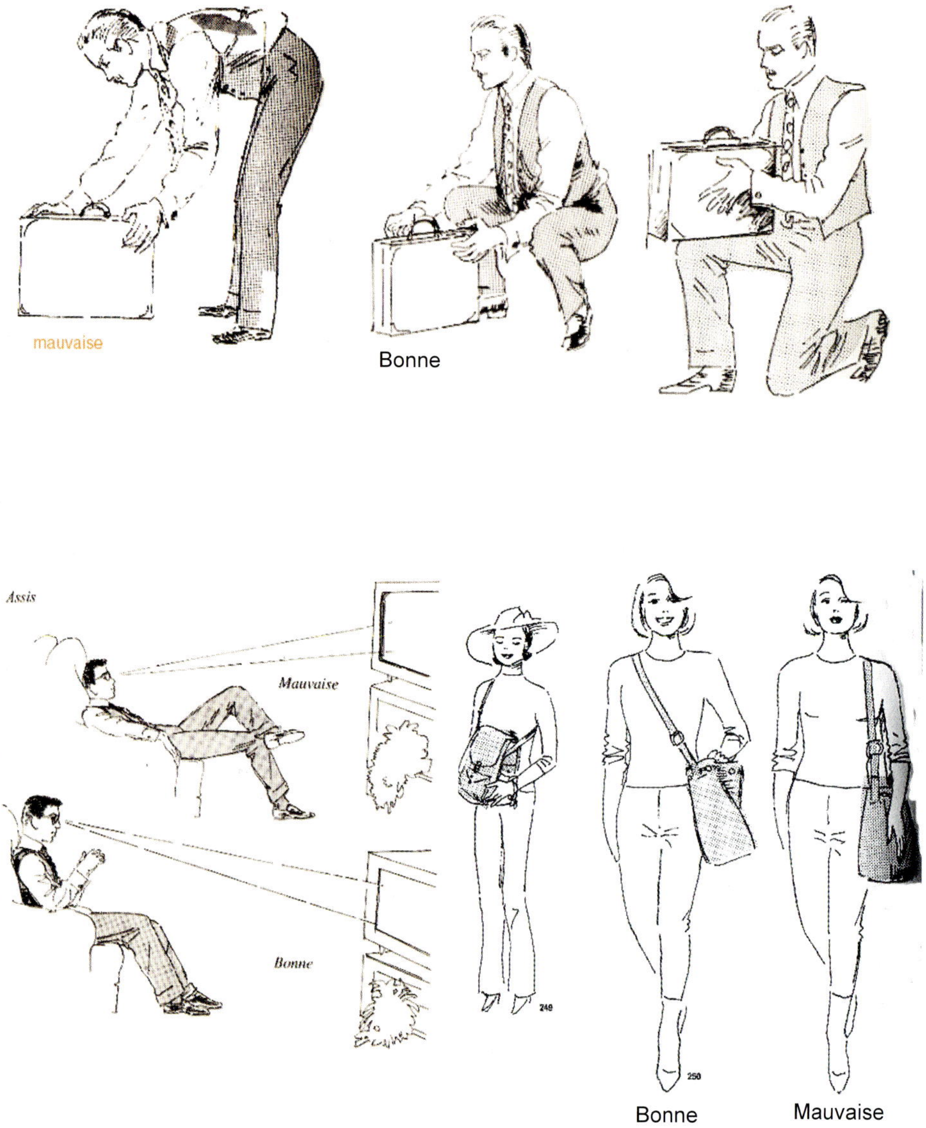

Fig. 2-25 - Ces 3 attitudes sont très néfastes pour le dos, d'après P.PALLARDY.

D) Le bilan posturomandibulogique ou le dépistage du syndrome posturomandibulogique

Principe d'action de la posturomandibulogie

La première consultation consiste en **un bilan global du patient**. Nous allons examiner des zones spécifiques du corps avec la denture afin de mieux cerner l'origine des maux pour lequel le patient est venu nous consulter. Notre intention est de déceler tous les points douloureux ou des tensions corporelles sans se soucier dans un premier temps des liens qui peuvent exister entre eux. Ce référencement terminé, il convient bien sûr de rechercher tous les liens possibles entre l'interaction d'une partie du corps sur une autre. Posons-nous les questions suivantes : quelle peut être la relation entre une migraine et une édentation ? Ces deux pathologies sont-elles du même côtés ? Les muscles douloureux sont-ils associés ?
En schématisant, nous dirons quelle est la part de l'action de la mandibule sur une lombalgie récidivante ? C'est ce que nous avons appelé une **pathologie centrifuge** ; ou dans quelle mesure une lombalgie provoque une gène dans la mastication, c'est ce que nous avons appelé une **pathologie centripète.**
Si la cause est purement dentaire, nous traiterons le problème. Pour tous les autres causes nous orienterons notre patient vers le thérapeute qui nous semble le plus concerné. En effet si notre patient présente des problèmes oculaires nous l'aiguillerons vers l'ophtalmologue, si son bassin est très tendu ce sera vers un ostéopathe etc. Le patient est tellement habitué à sa souffrance : cervicalgie, acouphènes, vertige qu'il a pris le parti de vivre avec. Il est fréquent que nous dépistions par notre bilan des pathologies non traitées, en analysant les douleurs "**conscientes et non conscientes**."

Puis nous modifions la position de la mandibule par le biais de **gouttières adpatées aux différentes situations constatées.** Nous agissons un peu comme agirait la main pensante d'un marionnettiste sur les différentes ficelles afin de rétablir la position de confort désirée.

Notre particularité est de traiter d'abord le patient par une gouttière.

Cette recherche n'est sûrement pas de symétriser un corps en fonction de critères prédéfinis, mais de lui apporter le soutien et l'aide nécessaire par les cales que sont les gouttières afin de l'aider <u>à fonctionner sans douleur.</u>
Les gouttières seront modifiées au fur et à mesure de la progression de notre patient vers un bon fonctionnement musculaire et la disparition des symptômes. Par un équilibre occlusal de cicatrisation le plus fonctionnel, nous souhaitons obtenir une occlusion dynamique, non pathologique dans une position de confort.
Ce bilan clair et simple peut être appliqué en cabinet. Il permettra à des thérapeutes de différentes disciplines d'avoir une vision commune du patient. Ce sera un langage commun pour mieux communiquer ensemble.

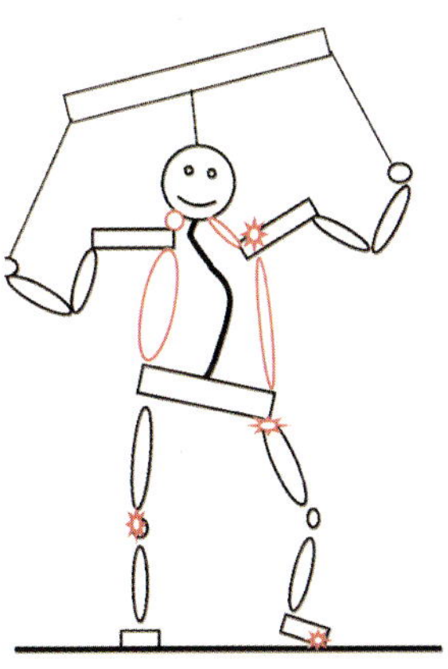

Fig. 2-26 - action de la mandibule sur le corps

I - Le questionnaire médical

Dans un premier temps, nous établissons la liste des douleurs constatées par le patient que nous pouvons définir comme **douleurs conscientes**, puis par la palpation et le dialogue nous abordons ensuite les **douleurs devenues inconscientes ou oubliées.**

Exemples de douleurs conscientes :
Avez-vous des douleurs aux cervicales, souffrez-vous d'acouphènes ?
Avez-vous des maux de tête, quelle intensité ? Quelle fréquence ?
Avez-vous des pertes d'équilibre, avec quelles fréquences, plutôt au réveil ou dans la journée ? Dans quelle action précise ?
En effet, la même douleur peut en fonction de sa périodicité ou du moment où elle se produit, avoir des origines bien différentes liées à la position de sommeil ou à une fonction dans la journée.
Il faut vérifier la position de sommeil, le patient croise-il les jambes au bureau ?
Tient-il son combiné téléphonique entre la tête et l'épaule ?
Porte-t-il un sac en bandoulière ? Si oui de quel côté ?
A-t-il des semelles orthopédiques ? Les porte-t-il ?

Exemples de douleurs souvent devenues inconscientes :
Avez-vous fait des chutes dans le passé ?
Un traumatisme crânien, avec ou sans perte de connaissance ?
Avez-vous eu des fractures ? Il y a combien de temps ?
Avez-vous le souvenir d'extractions dentaires douloureuses ?
Vous souvenez-vous d'un problème de conflit ayant entraîné des troubles émotionnels ? (enfance, rapport avec les parents, divorce, conflit au travail,...).
Ce genre de souvenirs, le cerveau du patient tente de les oublier, mais le corps en garde souvent des séquelles qui l'amène à compenser, d'où le risque de voir apparaître des tensions.
La prise en compte pour le patient de ses douleurs conscientes et inconscientes le conduit d'un état passif vers un état actif dans la prise en charge de l'être en vue de réaliser son Harmonie, il devient ainsi un collaborateur au traitement proposé.

II - L'observation de la bouche et des dents

L'examen buccal est à l'origine d'un processus centrifuge d'une chaîne musculaire douloureuse. L'observation la bouche ouverte est aisée. Il faut examiner l'hygiène buccale : le facteur cariogène et d'inflammation des gencives est proportionnel à un dépôt de tartre important et à un assainissement buccodentaire insuffisant. L'existence de tartre d'un seul côté signifie que l'autre côté est le côté privilégié de la mastication. Si le dos de la langue est très fissuré ou porte sur ses bords la marque des dents, si elle est très rouge avec des tâches rouges foncés ou plutôt blanche et gonflée, alors notre patient a de fortes chances que son terrain soit très perturbé. Il peut masquer une carence, un état de déminéralisation, des problèmes vasculaires.

La denture

Les édentations compensées ou non par une prothèse (couronne, bridge, appareil), les caries, les obturations à amalgames de mercure ont un rôle important dans l'évolution des troubles de l'appareil manducateur. Etonnement, c'est notre dentisterie qui en est une grande cause. L'emploi de matériaux dentaires très durs tels que le nickel des couronnes, la céramique, les nouveaux composites demandent des réglages très pointus à la pose. Notre habitude de déménager souvent impose que nous changions fréquemment de dentiste. Le traitement dentaire est ponctuel, en urgence et rarement pris dans sa globalité. Progressivement, la mâchoire se déséquilibre.

Les malpositions dentaires

Elles doivent attirer notre attention car elles représentent des facteurs d'interférence lors de la mobilisation. Les dents de sagesse sont les premières à être recherchées lors de cervicalgies et maux de tête. Normalement, les dents du maxillaire supérieur recouvrent complètement celles du maxillaire inférieur. Mais, il est fréquent de voir des dents mandibulaires qui passent par devant celles maxillaires ou même une hémi-arcade complète. Cet articulé dentaire inversé empêche tout mouvement de latéralité (capacité de la mandibule de se déplacer vers la gauche ou vers la droite) et verrouille ostéopathiquement le côté où se trouve cet anomalie.

La déglutition atypique

Particulièrement la pulsion linguale, la déglutition infantile persistante sont très sournoises. Faîtes avaler le patient dents serrées en écartant ses lèvres. Vous verrez sa langue viendra s'appuyer anormalement fort contre les dents. Ces types de déglutition provoquent des déplacements dentaires des incisives et leur déchaussement.

Les parafonctions : le bruxisme et les tics oraux

Le grincement des dents et le mordillement d'un crayon ou d'une pipe sont reconnus pour modifier les surfaces dentaires : usure des facettes dentaires, fendillements, fractures, mobilités, sensibilité à la pression, lésions parodontales isolées...

Réalisons maintenant quelques tests afin de mieux comprendre la mécanique de notre corps.

Nous allons pour cela palper certains de nos muscles.

Les mains posées sur les joues, lorsque nous serrons les dents ils se contractent.

Les Masséters
Fig. 2-27

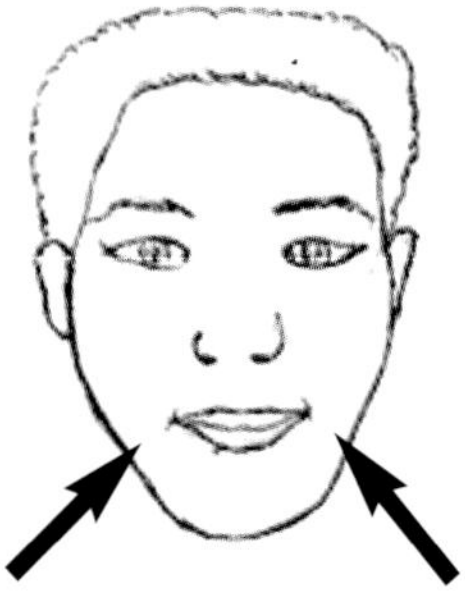

En serrant progressivement et lentement vos dents :

Que constatez-vous ?
Quelle amplitude ?
Simultanéité droite gauche ?
Avez-vous une douleur en appuyant devant les oreilles ?
Est-ce que la mâchoire craque quand vous ouvrez grand la bouche ?

Les temporaux.
Fig. 2-28

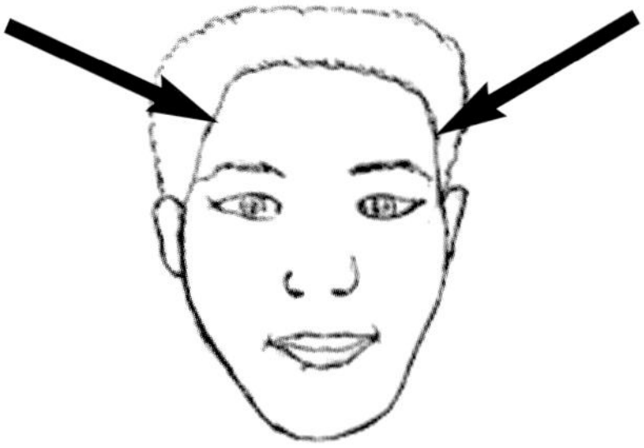

En serrant progressivement et lentement vos dents :

Que constatez-vous ?
Quelle amplitude ?
Simultanéité droite gauche ?
Avez-vous mal à la tête ?

Les mylo-hyoïdiens

Fig. 2-29

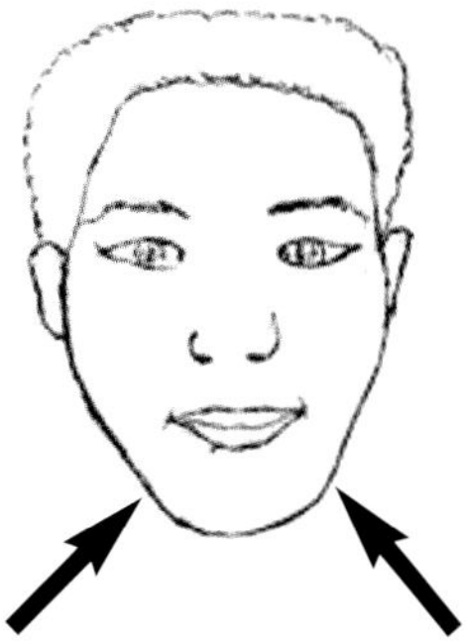

Constatez-vous des tensions en appuyant légèrement d'un côté et de l'autre, sous la mandibule à l'aide de vos pouces ?
Avez-vous une gène pour avaler ?

Si vous constatez qu'il y a un temps de décalage entre les contractions des muscles ou des tensions, prévenez votre praticien afin qu'il en vérifie la cause, qu'il effectue ou prescrive un bilan postural.
Si vos Trapèzes sont **douloureux**, ou si vous ressentez des **douleurs au dos**, faites-lui en part.

Avez-vous remarqué que pour contracter vos muscles temporaux ou les mylo-hyoïdiens vous devez serrer les dents ? Tout mal de tête ou cervicalgie a forcément une origine dans l'équilibre buccodentaire.

Nous établissons pour chaque remarque constatée une échelle de valeur en tension et en douleur de 1 à 10, afin de quantifier ces indications et de mieux apprécier leur évolution.

Fig. 2-30

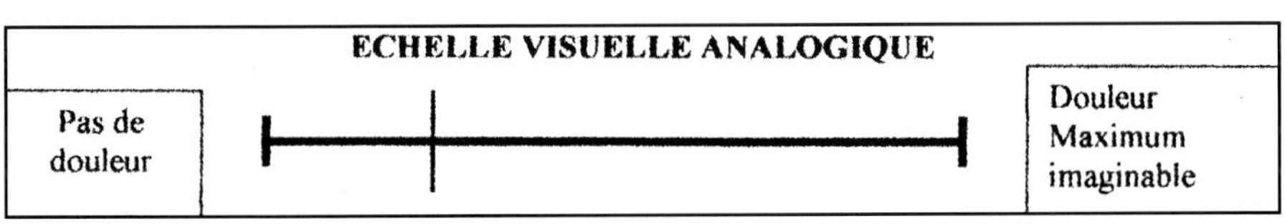

ECHELLE NUMERIQUE		
Pas de douleur	0 1 2 3 4 5 6 7 8 9 10	Douleur Maximum imaginable

IV - Le test d'ouverture et de fermeture de la bouche

Pour une ouverture et une fermeture normales de la bouche, les critères de normalité sont :

- Le trajet est rectiligne :

o sans à-coup
o sans douleur
o sans bruit (pas de claquement, crissement)

- L'amplitude est : 40 à 50 millimètres environ en ouverture verticale ou en général 3 travers de doigts du patient introduits dans sa bouche.

- La latéralité droite ou gauche doit représenter ¼ de la longueur d'ouverture.

- Le diagramme de Farrar :
Il définit le rapport entre l'ouverture de la bouche et les mouvements latéraux mandibulaires. Il suffit de positionner une règle le long de l'axe du nez pour observer le déplacement du menton pendant que le patient effectue des mouvements lents d'ouverture et de fermeture de la bouche.

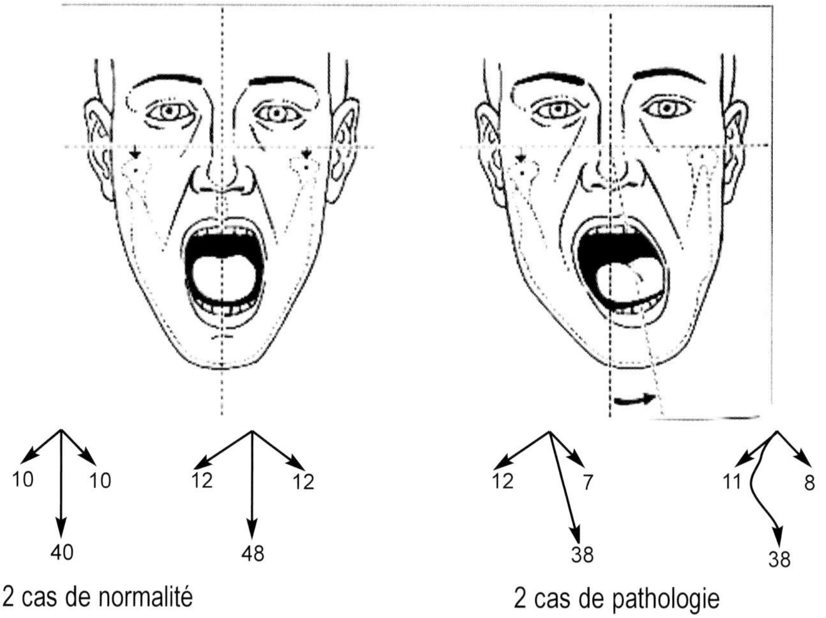

Fig. 2-31 : le diagramme de Farrar

V - Le test de la morsure

Demandez à votre patient de déplacer la mâchoire sur un côté et de serrer sur un crayon ou un mouchoir en papier plié plusieurs fois pendant 3 minutes.

- Soit une douleur apparaît, notez alors les zones et les muscles douloureux (voir section p 110).
- Soit un soulagement arrive, notez alors ce qui est amélioré.

Faîtes de même en déplaçant au maximum la mandibule sur le côté opposé et en avançant. Puis recommencer ces 3 tests, la tête en rotation vers la droite et puis vers la gauche ; la tête penchée complètement en arrière puis en avant. Toute douleur ou tension des muscles du cou signifie une relation dysharmonieuse des muscles avec l'équilibre de la bouche.
Dent par dent, faîtes mordre fortement un bâtonnet de bois ou tapoter sèchement une dent avec un stylo. Toute douleur ou sensation désagréable signale une cause dentaire évidente et doit être traitée. Notez alors ce qui a soulagé le patient dans son corps.

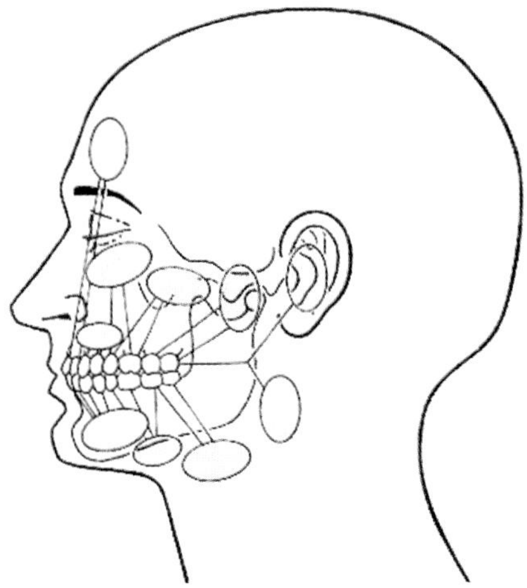

Fig. 2-33 - Territoires de projections douloureuses correspondant à une pathologie des organes dentaires. *Maxillaire supérieur :* incisives = région frontale ; canine, 1ère prémolaire = maxillaire ; 2ème prémolaire = sous-orbitale et malaire et 1ère molaire ; 2ème et 3ème molaire = A.T.M., oreille. Maxillaire inférieur : incisives, canines, 1ère prémolaire = corps mandibulaire ; 2ème prémolaire et 2ème première molaire = sous-maxillaire ; 2ème et 3ème molaire = cou.

Distribution des douleurs
Sites les plus fréquents pour les zones gâchettes

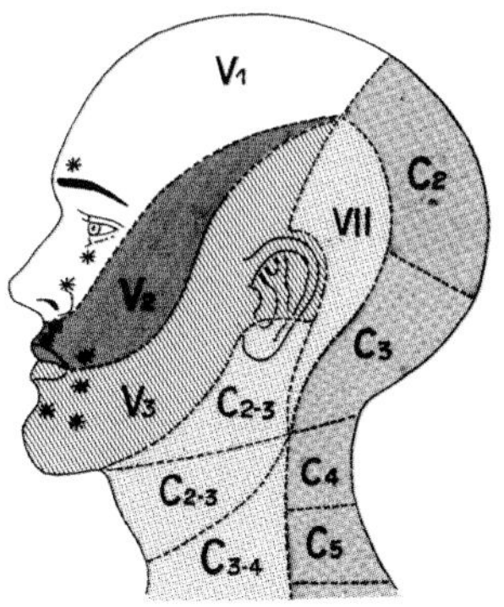

Fig. 2-34 : Territoires de projections douloureuses correspondant aux cervicales et au trijumeau V.

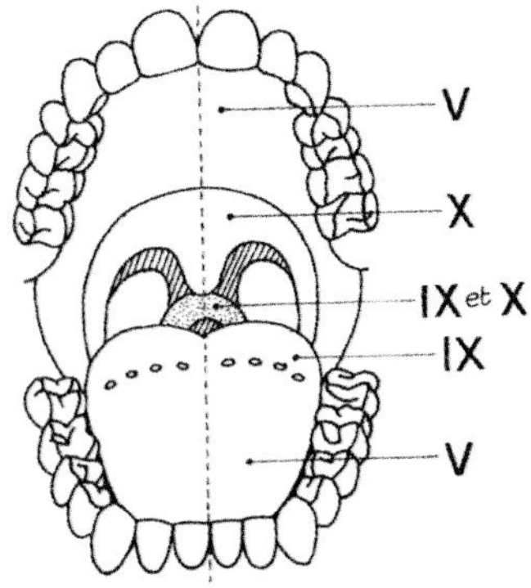

Fig. 2-35 : Territoires sensitifs relevant du trijumeau V ; du pneumogastrique X ; du glossopharyngien IX.

VI - Le test des tensions crâniennes

Posons délicatement nos mains sur les différentes plaques osseuses : os occipital, frontal, pariétal temporel et demandons au patient de prononcer des mots spécifiques qui ont la particularité de mettre en résonance certains os du crâne. Notons si nous ressentons ou non la vibration de ces os du crâne. Nous pouvons aussi ressentir si le crâne est dur comme une pierre ou s'il y a du mouvement sous les doigts.

VII - Les tests oculaires

La vue a une grande influence sur notre posture.

En statique
Observons d'abord si la ligne bi-pupillaire est bien parallèle à la ligne bi-commissurale des lèvres et à la ligne des épaules, puis à la ligne des hanches. A quel niveau ces lignes ne sont plus parallèles entre elles ?

En mobilité
A l'aide d'une pointe de stylo effectuons un cercle à 50 cm des yeux du patient. Celui-ci doit suivre la pointe du stylo du regard. Tout à-coup dans le mouvement la difficulté à suivre la pointe du stylo exprime des parésies oculomoteurs.

Le test de convergence
C'est un test de dépistage important. Il intègre trois paramètres de la vision : la convergence, l'accommodation et la fusion.

La pointe d'un stylo est approchée lentement vers les yeux jusqu'à la racine du nez. Notre patient doit suivre le mouvement de la pointe du stylo. Nous considérons comme pathologiques les faits suivants :

- un œil converge par saccade,
- un œil s'arrête en chemin et repart à l'extérieur,
- un œil s'avance plus lentement que l'autre.

Le port de lunettes
- Sont-elles bien réglées ?
- Avez-vous eu des contrôles de votre vue récemment ?
- Quand vous quittez vos lunettes, quels sont vos défauts de vision ? : vous ne voyez pas bien de près ou de loin ?
- Après un effort de lecture avez-vous mal à la tête, aux yeux ou à la nuque ?

VIII - Les tests posturaux

- Le test de Bricot
Ce test est réalisé en position statique, debout. Le patient est sans repères auditifs ni visuels. Nous observons ainsi si le patient garde une statique immobile ou s'il manifeste une instabilité qui peut se traduire par des oscillations de son corps.
Celles-ci peuvent être la résultante d'un souci au niveau du centre de gravité, il est utile de vérifier si la position de la mandibule peut améliorer cet équilibre.

- Le test de Romberg
Nous allons simplement inviter le patient à tendre ses bras, les index au même niveau en position debout statique afin de vérifier si l'un des deux index se décale manifestant d'éventuelles tensions musculaires.

- Le contrôle des appuis podaux
Nous demandons au patient de lever légèrement une jambe et nous pouvons vérifier l'équilibre sur un pied de ce patient. Ce test est pratiqué pieds nus. S'il manifeste un déséquilibre majeur ou un appui interne du pied très important, entraînant souvent une fatigue de la cheville voire du genou, nous pouvons lui conseiller de consulter son médecin ou son podologue pour étudier le port d'éventuelles semelles orthopédiques.

- Le fukuda
Ce test consiste à placer notre patient dans une pièce faiblement éclairée, sans repère au sol, sans bruit, les yeux sont fermés. Puis, nous lui demandons de piétiner cinquante fois sur place en levant bien les genoux.

- Le statokinésigramme

Nous plaçons notre patient sur un plateau podoscopique relié à un ordinateur. Les capteurs du plateau vont enregistrer l'enveloppe des mouvements de la personne étudiée. Nous obtiendrons ainsi la projection au sol de son centre de gravité. Cet appareil pourrait contrôler un équilibre posturologique du patient avant et après traitement. Il a l'avantage de visualiser en temps réel, l'action d'une gouttière que l'on vient de mettre dans la bouche d'un individu sur sa posture. Puis par des contrôles réguliers, nous pouvons suivre toutes les modifications sur son tonus postural en corrélation avec la stabilité de son occlusion dentaire à moyen et long terme.
Nous utilisons comme appareil le winposture de MEDICAPTEUR.

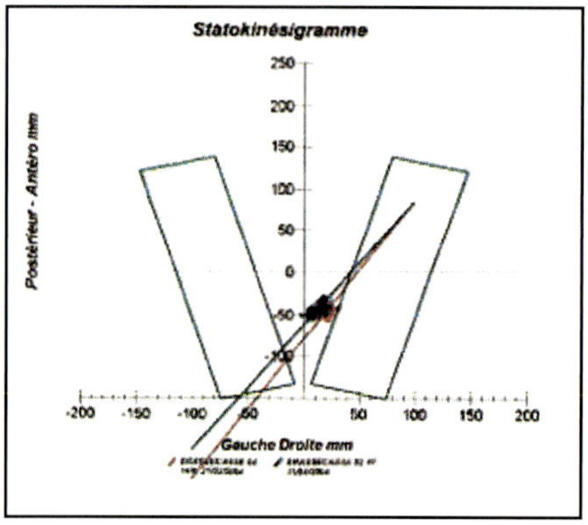

Fig. 2-36 - Le statokinésigramme définit un centre de gravité projeté au sol.

En conclusion :

Une fois tous ces différents tests réalisés, il convient d'en établir la synthèse afin d'étudier s'il y a des corrélations entre les différents points analysés.

Ensuite, une ou plusieurs gouttières peuvent être réalisées, avec un contrôle le jour même l'action de celles-ci, et impérativement des contrôles périodiques avec des réglages si nécessaire au fur et à mesure du rééquilibrage musculaire et postural.

Une physiothérapie mandibulaire doit être obligatoirement associée pour accélérer le processus de rééquilibration mandibulaire.

Ce n'est qu'une fois ce travail de mise en condition du patient réalisé que nous pouvons envisager la prise d'occlusion et des déterminants de l'occlusion dans des conditions correctes non pathologiques.

Cas clinique : une femme de 50 ans vient nous consulter pour des problèmes de cervicalgies et d'acouphènes.

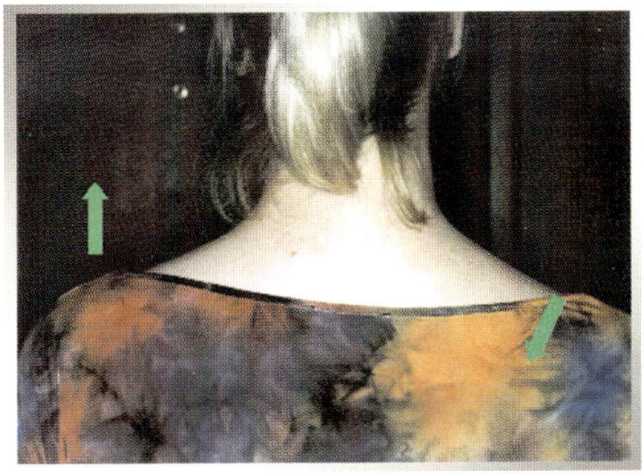

Fig. 2-37

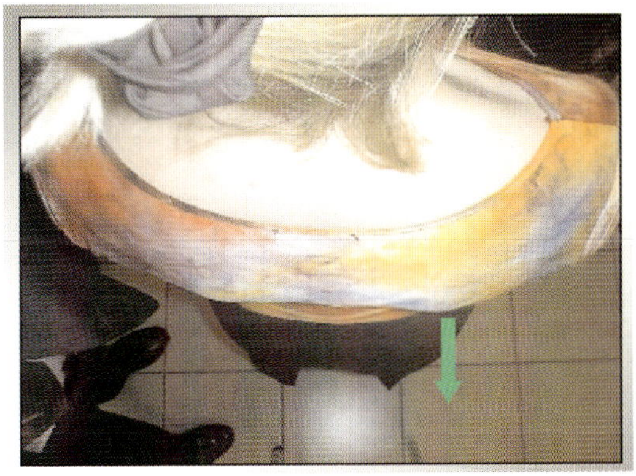

Fig. 2-38

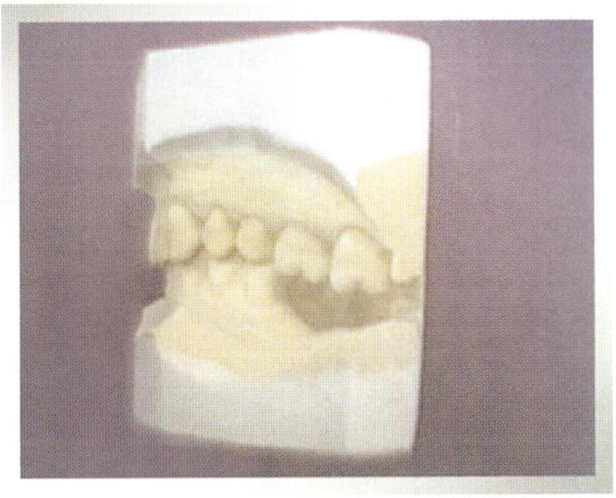

Fig. 2-39

L'exemple de cette patiente tend à nous faire penser qu'il existe une incidence sur la position des clavicules, des omoplates, du dos et du bassin liée à la perte de son calage dentaire du côté gauche au niveau des molaires mandibulaires 36/37 et aux tensions musculaires ainsi crées.
Penser à demander un bilan au podologue, à votre ostéopathe et kinésithérapeute pour qu'ils puissent vous donner toutes les informations utiles pour mieux comprendre votre Corps.

L'hyper spécialisation qui existe aujourd'hui dans le corps médical a bien sûr permis de réaliser d'importants progrès grâce aux spécialistes par exemple dans monde dentaire chirurgien dentiste, parontologiste, endontodontiste, orthodontiste, stomatologiste, etc.
Cependant, nous sommes convaincus que la médecine de demain devra tenir compte du patient dans sa globalité.
Il faut réaliser des ponts entre toutes les spécialités pour mieux comprendre les liens entre elles.
La manifestation de la douleur du corps est souvent la résultante de différents facteurs.
Quelquefois, c'est simplement la manifestation d'un mal-être, le fruit peut-être d'une société qui va très vite, nous ne prenons plus le temps d'écouter réellement.
Pour notre bien être, il est grand temps que l'on réalise que l'Homme mérite mieux que cela : son Harmonie. Il ne peut la concrétiser que par la bonne Santé de son Corps, la quiétude de son Ame et de sa Vie.

IX - La philosophie de la posturomandibulogie

C'est l'art d'effectuer un bilan vital à l'aide de la posture de l'individu debout et de la position de sa mandibule. Elle permet de mettre en évidence de nouveaux facteurs qui influencent l'équilibre de la mâchoire. C'est donc **un outil de diagnostic nouveau** pour aider le chirurgien dentiste à trouver une occlusion fonctionnelle.
Elle lui confère une aptitude nouvelle : **le dépistage** de problème oculaire, du dos ou podal. Il est alors de notre devoir d'informer le patient et de l'orienter vers un spécialiste adéquat (médecin, ophtalmologue, rhumatologue..) afin qu'il puisse être traité efficacement. En relation avec ces professionnels de santé, la posturomandibulogie peut être un atout supplémentaire dans le traitement de pathologies chroniques qui ont souvent une cause dentaire. Nous pensons aux migraines, au mal de dos, cervicalgies et lombalgies, acouphènes, tendinites et aux algodystrophies articulaires, aux névralgies incoercibles, à la fatigue chronique mais aussi à la dépression nerveuse, la fibromyalgie, la sclérose en plaque...
Le prothésiste dentaire devient alors un partenaire indispensable de l'équipe médicale. Pour cela, il devra faire évoluer ses compétences pour bien être en phase avec le chirurgien dentiste. Comme pour la prise de teinte,il devient essentiel que le prothésiste dentaire apprenne à effectuer un bilan postural afin de rencontrer le patient et mieux appréhender le concept d'occlusion dynamique de notre méthode. Nous pensons sincèrement que ce n'est qu'à cette unique condition que le corps de métier de prothésiste dentaire sera reconnu et retrouvera le respect que les chirurgiens dentistes lui doivent car derrière le sourire satisfait de nos patients, nous savons pertinemment que ce sont eux qui ont réalisé les dents.
Lorsque l'articulation de la mâchoire se déboîte, craque ou est douloureuse, il est clair que si le chirurgien dentiste traite directement les dents du patient, nous pensons qu'il a de fortes chances d'enregistrer des données cliniques fausses (enregistrement de relation inter-arcades, position de relation centrée, transmission des données sur un articulateur ...). Le traitement prothétique élaboré sur ces bases risque d'être aussi erronée.
Le pire des cas sera le verrouillage du patient dans sa pathologie. Nous voyons fréquemment dans notre cabinet des patients qui traversent la France pour nous consulter, pour des névralgies, des migraines, des cervicalgies, des douleurs à l'épaule suite à la pose récente d'une prothèse. En fait, nous devons savoir que ces patients présentaient déjà un terrain sensible à cette pathologie et que le facteur dentaire a déclenché un processus qui révèle violemment cette souffrance latente. Nous nous faisons ainsi parfois surprendre parce qu'il n'est pas encore dans nos habitudes médicales de pratiquer un bilan global lorsqu'on est chirurgien-dentiste. .Nous avons appris que nous ne devons nous occuper que des dents, un ophtalmologue que des yeux, un cardiologue que du cœur. L'être humain est-il cloisonné à tel point que nous pouvons croire que son sang

n'irrigue pas aussi ses yeux ou ses dents ? Une douleur musculaire au cou ne peut-elle pas agir sur les lombaires ou sur le genou ? L'anatomie nerveuse, musculaire, sanguine nous montre qu'il est temps d'avoir une vision plus global du patient.Chaque professionnel de la santé doit accepter qu'il ne détient qu'une part de la guérison mais qu'ensemble nous pourrons l'aider à atteindre un mieux être lorsqu'il est atteint d'une maladie chronique rebelle à tout traitement..
Pour se prétendre posturomandibulogue, il ne suffit pas de connaître la posturologie. Il faut aussi bien comprendre le fonctionnement du complexe cranio-mandibulaire, et à quoi il sert. Cependant, l'essentiel est surtout d'avoir de l'empathie pour ses patients, c'est-à-dire souhaiter qu'ils souffrent moins. Cette condition est primordiale pour accepter sa place dans une équipe de travail ; chacun ayant un rôle propre à jouer tout comme un maillon dans une chaîne. Cette énergie de groupe est très stimulante .D'abord pour le patient car il se sent reconnu en tant qu'être global et pour les soignants parce qu'ils obtiennent plus de résultats que s'ils étaient seul à œuvrer .L'effet de groupe provoque l'émergence d'idées novatrices et par la même fleuriront inéluctablement de nouvelles thérapeutiques.
La posturomandibulogie n'est donc pas simplement une technique mais avant tout une philosophie de penser. Elle pourrait se résumer dans cet exemple : prenons un téléphone mobile dernière génération avec tous les gadgets possibles intégrés.. Quand nous l'avons en main, notre première réflexion est de nous demander comment ça marche, puis nous verbalisons ses fonctions (si j'appuis là, j'obtiens le menu...) nous devons mâcher, ruminer les informations puis enfin dire je vois comment ça fonctionne alors seulement, je peux intégrer une idée nouvelle dans ma conscience avant de toucher une autre.

Nous savons indubitablement que la bouche est le carrefour de tous les dangers pour la santé de l'homme. Nous n'avons pas le droit, en tant que spécialiste des dents connaissant leur impact sur la santé, de rater l'opportunité en soignant l'organe adamantin d'être un collaborateur à part entière du médecin et des professionnels de santé (naturopathe, ostéopathe, psychologue...) pour aider le patient à trouver plus de Bien Être.

La posturomandibulogie semble être au centre d'une dynamique de soin pour le bien du patient commun. Nous nous sommes aperçu que lorsque notre patient se trouvait au sein de notre équipe de professionnels de santé, les résultats obtenus sur des maladies chroniques ou récidivantes étaient très nettement améliorés comparativement au système classique d'un seul thérapeute sous l'effet de synergie des compétences de chacun. Devant une pathologie complexe, il devient évident que le soigné doit être entouré nécessairement d'une équipe de soignants, une maladie ayant souvent plusieurs causes. Dans notre exemple, nous avons vu comment peut s'agencer l'ensemble des acteurs de la santé dans la mesure où chacun essaie de faire de son mieux dans sa discipline tout en acceptant l'autre comme partie complémentaire de son intervention dans un but unique : le bien être du patient commun.

Pour le patient qui veut se soigner, il s'aperçoit que sa recherche devient une démarche vers la guérison. Pour le thérapeute, accepter que son confrère d'une autre discipline puisse autant que lui prodiguer de bons soins à son patient, c'est qu'il fait déjà preuve d'une grande ouverture d'esprit.

Bien que cette attitude paraisse normale, sachez qu'elle n'est pas encore entré dans nos mœurs. Si nous voulons dépasser cette problématique, il suffira d'arrêter la rétention d'information.

Elle est la cause principale de toute nos mésententes : il y a ceux qui savent et ceux qui ne savent pas. Mais plus grave encore, elle est la cause de notre retard dans le domaine de la santé, de l'industrie, de l'écologie, de l'éducation... N'est-il pas temps de dire tout ce qu'on sait pour le bien de tous et de notre planète. Bouddha est venu nous apporter la Connaissance et Jésus Christ l'Amour ; notre situation aujourd'hui démontre que nous n'avons que deux mille cinq cents années de retard.

Bien qu'il soit aisé d'avoir la main mise sur les ignorants, que gagnerons nous à exclure les autres ? L'autre n'est-il pas le miroir de nous même?

Si cette idée est vraie, notre attitude d'exclusion n'a pas de sens. Se nier soi-même est une ineptie sans nom. Pour comprendre cette idée, nous n'avons pas besoin d'user de notre intelligence mais uniquement de notre logique...
Nous poussons notre pensée qui n'est pas utopiste mais visionnaire jusqu'au bout et nous souhaitons que la dentisterie holistique soit la clé de voûte de ce rassemblement de thérapeutes de tous genres, seulement si leur but est altruiste et tourné vers la guérison du patient commun.

C'est par l'intermédiaire de la posturomandibulogie qu'il nous a semblé comprendre que c'est l'occlusion qui stabilise l'individu dans l'espace et dans le temps.
A fortiori, il est de notre fonction de délivrer le message d'inciter les confrères de différentes disciplines à œuvrer main dans la main pour atteindre un autre niveau de conscience.

Voici l'Arche de l'alliance des nouveaux bâtisseurs de la santé

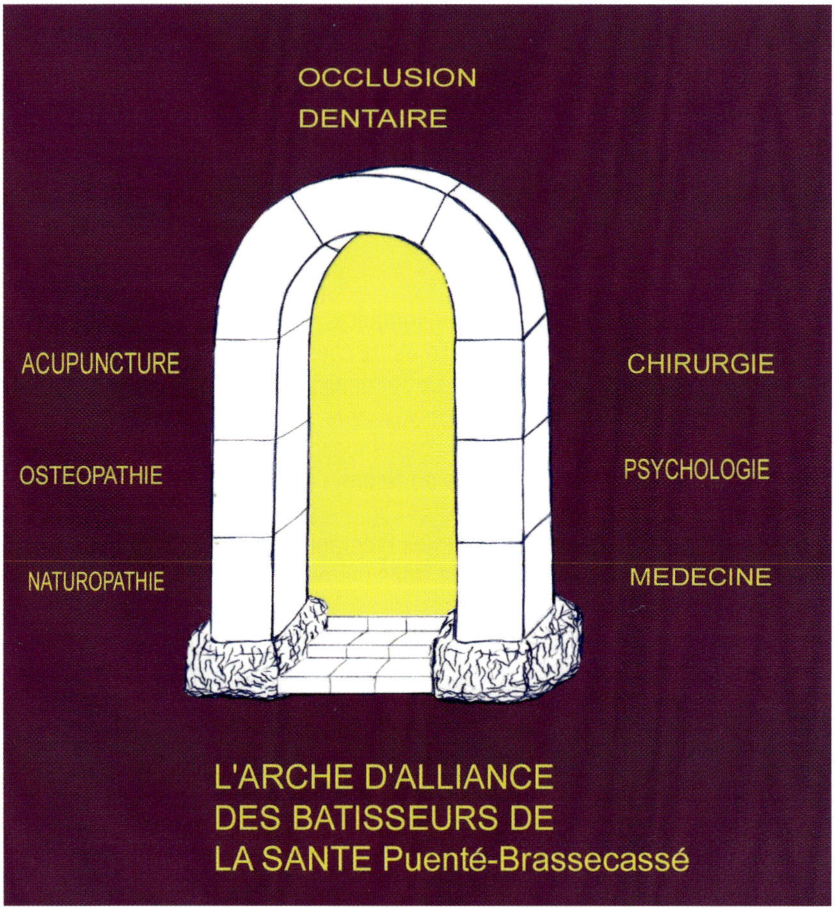

Fig.2-40 : arche d'alliance des batisseurs de la santé d'après PUENTE-BRASSECASSE

Ajustement de la terminologie dentaire à la posturomandibulogie :

Nous voyons que l'occlusion liée à la posture est une occlusion dynamique. Il est judicieux de créer de nouveaux termes pour bien clarifier le sens des mouvements mandibulaires dans un contexte postural. Nous proposons donc la terminologie suivante :

La cause centrifuge : lorsque la cause dentaire influe sur la posture.

La cause centripète : lorsque tout autre cause agit sur l'occlusion.

Le point P.B. (PUENTE-BRASSECASSE) : c'est un point d'équilibre de la mandibule lorsqu'elle est totalement libérée de toutes tensions ; nous l'avons aussi nommé le point neutre de la mandibule ; il remplace la notion de relation centrée.

Les mouvements centripètes ou centrés : lorsque les mouvements mandibulaires s'approchent de ce point neutre.

Les mouvements centrifuges ou excentrés : lorsque les mouvements mandibulaires s'éloignent de ce point.

La latéralisation droite et gauche : c'est l'action de déplacer la mandibule vers la droite ou vers la gauche.

La propulsion : action d'avancer la mandibule.

La rétropulsion : dans les cas de pathologies d'ATM, les mouvements mandibulaires peuvent être très en arrière du point d'axe charnière.

L'occlusion de cicatrisation ou thérapeutique : en fin de traitement, nous amenons le patient à une occlusion terminale, de fin de traitement qui sera seulement un bon compromis entre tous les paramètres étudiés.

LA GOUTTIERE PUENTE-BRASSECASSE

Nous utilisons conjointement à cette physiothérapie mandibulaire une gouttière dont le rôle est de détendre les muscles masticateurs. Ce sont des gouttières de myorelaxation maxillomandibulaires.

Elle permet à la mandibule de retrouver plus de mouvements dans la mesure de ses possibilités dans une position plus fonctionnelle. Elle a l'avantage de soulager rapidement le patient et peut être fabriquée dans un bref délai.

La gouttière de repositionnement occlusale est fortement conseillée en cas de grincement des dents la nuit aussi appelé " bruxisme ".

Elle n'a pas d'inconvénient, s'il y a de grosses difficultés, il suffira de l'enlever. Le patient ne prend aucun risque puisque nous ne meulons pas les dents. Elle est élaborée selon les critères des tests posturaux et à l'aide du statokinégramme. C'est pour cela qu'elle peut parfois avoir une forme surprenante.

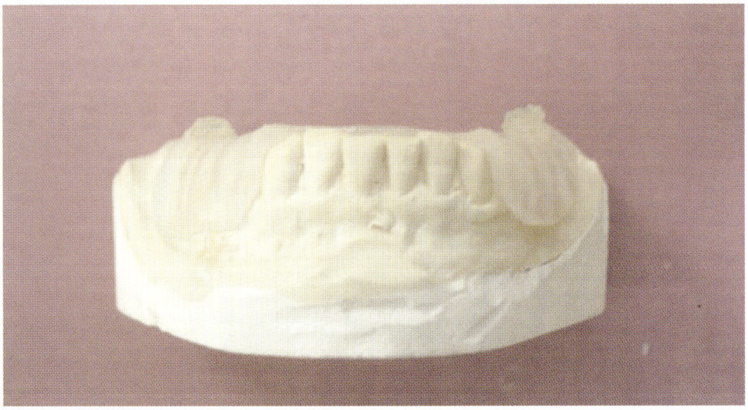

Fig. 2-41 - Gouttière Puenté-Brassecassé

Ce type de gouttière a permis de soulager beaucoup de patients de leurs acouphènes.

A supposer que si Jeanne d'Arc avait porté cette gouttière, cela aurait peut être changé le cours de l'histoire...

LA PHYSIOTHERAPIE MANDIBULAIRE DU Dr BRASSECASSE

Fort de ce que nous venons de décrire sur la posturomandibulogie, nous avons été dans l'obligation de rechercher un traitement dynamique pour rétablir l'occlusion dentaire. Pendant que notre patient consulte les autres thérapeutes : l'ostéopathe, le naturopathe, le médecin généraliste et pour permettre à son corps de se " redresser ", nous lui proposons une kinésithérapie de la mâchoire dans l'intention de replacer la mandibule dans l'axe médian du corps.
C'est seulement après une période allant de 3 mois à 1 an de physiothérapie mandibulaire que les empreintes pour !es prothèses définitives sont effectuées.
En effet, si le patient présentait un déséquilibre postural et que nous avions pris de suite les empreintes pour élaborer ses prothèses définitives nous aurions de fortes chances de verrouiller notre patient dans sa pathologie parce que nous n'aurions pas permis au corps de bouger. Imaginons que notre patient est édenté depuis plusieurs années. En outre, les empreintes enregistreront une position indadéquate de la mandibule par rapport à l'équilibre cervico-cranio-mandibulo-sacré.
C'est cet aspect qui provoquera une instabilité occlusale, étant donné que les tensions corporelles vont continuer d'influencer la position de la mandibule.
La physiothérapie mandibulaire a pour but de repositionner la mâchoire dans l'axe médian du corps en la libérant de ses tensions ou de ses douleurs. Cette méthode aura des répercussions immédiates sur la tête, les algies dentaires, le cou et l'axe du dos en entier. La mandibule sera alors plus stable du fait qu'elle s'exprimera dans un cadre corporel plus harmonieux.

En résumé : la **posturomandibulogie** est un art dentaire nouveau. Il permet un dépistage précoce de mal de dos, de problèmes visuels ou auditifs et podaux. Il nous permet aussi d'orienter notre patient vers le praticien adéquat à sa pathologie. Ensuite, il permet un langage innovant commun à plusieurs disciplines de santé.

COMMUNICATION ENTRE LE PROTHESISTE DENTAIRE ET LE CHIRURGIEN-DENTISTE

Cette communication est essentielle pour la réussite du travail effectué, afin de répondre aux exigences aussi bien techniques, fonctionnelles, qu'esthétiques qu'en attend le patient.

C'est par une collaboration et une totale confiance que nous pouvons aujourd'hui concrétiser notre travail qui nous a permis d'évoluer chacun par un chemin quelque fois différent. Prenons par exemple la description d'une bouteille à moitié vide ; si nous nous plaçons de chaque coté de cette bouteille, sans accorder de confiance envers l'autre, chacun d'entre nous aura une vision différente (d'un côté l'étiquette, de l'autre côté le niveau de liquide dans la bouteille) et pensera que l'autre a tort, en toute bonne foi, puisque les deux descriptions sont justes.

Alors qu'avec la confiance en l'autre, nous accepterons sa vision comme également juste, ce qui nous permet d'avoir un jugement beaucoup plus élaboré et riche avec une vision beaucoup plus large.

En effet, il faut réaliser une prothèse et réussir l'intégration dans la bouche du patient.

Nous avons l'obligation de réussir des dents, mais aussi de redonner un sourire.

Si la première obligation fait appel à nos connaissances techniques, la deuxième, celle de la beauté d'un sourire, est artistique.

POÉSIE D'UN SOURIRE

"Il n'y a pas plus beau qu'un sourire surtout quant il est donné avec sincérité.

Il offre un espoir aux personnes seules se sentant mal aimées.

Il transforme un visage crispé en visage rayonnant.

Il fait fuir subitement l'indifférence comme l'intolérance mais, depuis la nuit des temps, il est toujours prêt à intervenir comme un ami d'enfance.

Si le rire est un des meilleurs médicaments existant, le sourire lui, ne doit pas être insignifiant.

On pourrait continuer à en énumérer tous les bienfaits, mais le secret de la chance est peut-être proportionnel au nombre de sourires transmis à autrui.

En conclusion, on peut dire d'un sourire qu'il est le véritable porte-bonheur des gens qui veulent se respecter donc s'aimer vraiment !!

Le sourire est un premier pas
Le rire est le deuxième
Trouvez le troisième, il est suprême".

HÉDAN Gilles.

En effet, un timide présente des tensions musculaires (dents légèrement rentrées, ni trop longues, ni trop en avant, les canines plutôt arrondies, etc.). Il ne peut avoir le même sourire qu'une personne extravertie, qui aura plutôt des dents visibles, allant vers l'extérieur, avec le cas échéant, une légère agressivité créée par une canine de forme pointue. Ces indications se réfèrent à des notions de morphopsychologie.

Une enfance ou une adolescence difficile engendre des tensions musculaires surtout au niveau des muscles du visage, créant un rempart musculaire, empêchant les dents d'aller vers l'extérieur. Alors qu'une enfance ou adolescence heureuse par le rire et l'épanouissement psychologique, contribue à une certaine souplesse des muscles, libérant ainsi les dents vers l'extérieur.

La première priorité concerne la réelle motivation du patient.

Une prothèse ne sera jamais réussie si le patient la refuse. Il faut qu'il soit convaincu qu'elle fait partie intégrante de son corps et de son comportement psychologique.

Il faut qu'elle lui apporte bien sûr tout ce qu'il peut en attendre.

La deuxième priorité, est la confiance qu'il doit avoir par rapport à son chirurgien-dentiste.

Le niveau de l'accueil au cabinet dentaire est pour cela très important, en premier lieu l'assistante dentaire ou la secrétaire a un rôle important pour la détente et l'harmonie dans le cabinet dentaire.

La maîtrise du praticien, ses compétences, feront que le patient acceptera ce chemin initiatique qu'implique la douleur d'un traitement dentaire pour aller vers son sourire lumineux et harmonieux.

L'équipe chirurgien-dentiste/prothésiste dentaire doit être soudée par le sérieux de sa collaboration et par le respect du travail de chacun.

Nous pensons que ce n'est qu'à ces conditions que notre tâche peut s'effectuer dans de bonnes conditions.

La prise de la teinte dentaire

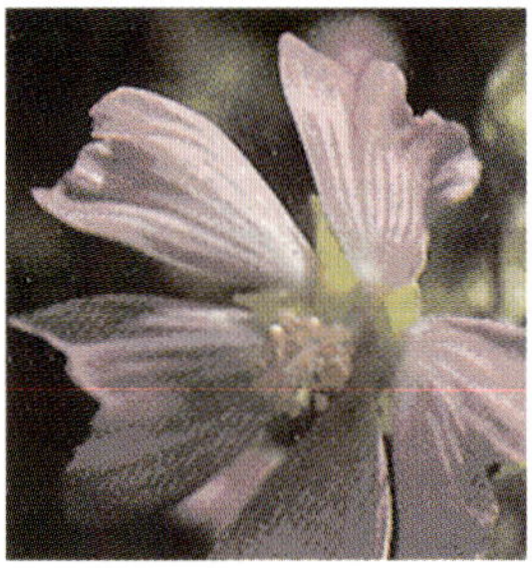

Fig. 2-42

Le mauve est l'addition du cyan et du magenta. Chaque couleur correspond au début et à la fin du spectre lumineux, début et fin d'un cycle, délimitant l'harmonie des couleurs.

Pour une bonne appréciation de la couleur des dents il est souhaitable que le patient se déplace au laboratoire de prothèse dentaire.

Il se rendra plus certainement compte que la prothèse qui est fabriquée sur mesure pour lui, est la résultante du travail de toute une équipe, au cabinet et au laboratoire et le prothésiste appréciera d'autant mieux la teinte.

La prise de teinte pour être la plus fiable possible doit être effectuée de trois façons.

a) De façon visuelle, avec tout le ressenti et tout le coté subjectif que cela comporte. Bien sûr il est fortement conseillé de la prendre avec un éclairage du type lumière du jour équilibré à 6500°Kelvin. Cela est nécessaire afin d'obtenir une courbe d'égale réponse rétinienne c'est à dire que les cônes débiteront au niveau de la rétine les mêmes quantités d'énergie dans les : Bleu, vert, rouge.

De même, la quantité de lumière ne doit pas dépasser 1700 lux afin de ne pas éblouir. Les murs et l'environnement proche doivent être de couleur la plus neutre possible (beige, gris, brun,...).
Un pull rouge ou une chirurgie un peu longue juste avant, risquent d'influencer la prise de teinte en diminuant la quantité de rouge. Le message d'inhibition des cellules amacrines au niveau de la rétine se répercutant aux trois types de cônes, vous verrez apparaître une dominante verte dans la teinte qui n'est que le fruit de votre imagination. Si le patient porte une couleur vive, il faut placer un champ plus neutre pour masquer la couleur qui risquerait de l'influencer.

b) **De façon plus technique** grâce au spectromètre (ex : technique Shade Eye ou autres..). Celui-ci offre une analyse scientifique et objective, peut être un peu trop ! Mais elle est utile par son approche rationnelle.

c) **La prise de photographies numériques** complétera les enregistrements préalables, permettant ainsi de préciser les structures dentaires, les particularités, l'état de surface, l'environnement buccal de la future prothèse.

Nous avons aujourd'hui un outil formidable au niveau de la communication entre le cabinet dentaire et le laboratoire, c'est la transmission via internet.

En effet, le commentaire, l'image en statique par l'appareil photo numérique ou en dynamique caméra, webcam, permettent d'obtenir pratiquement en instantané, quelque soit la distance, les informations et de les stocker si nécessaire.

Le bilan postural

Le prothésiste dentaire, s'il a suivi une formation appropriée, avec la prescription du praticien qui lui a envoyé le patient concerné, est tout à fait compétent et autorisé à effectuer un bilan postural. Il donnera un compte-rendu au praticien. Ce document écrit lui sera précieux pour assurer la suite du traitement.
Souvent, l'avertissement de problèmes oculaires ou du mal de dos prévient le praticien d'une difficulté ultérieure. Il est parfaitement possible qu'un bilan postural soit réalisé au laboratoire. Il est fréquent que l'organisation du cabinet dentaire ne permette pas de gérer le temps nécessaire au bon déroulement d'un bilan de posture. Notamment avec le traitement de cas en urgence ou par le retard inévitable en fin de journée.
Un bilan n'est pas une prescription. C'est l'observation de différentes anomalies constatées afin de mieux conseiller ou orienter le dentiste dans son choix thérapeutique et le patient par la suite. Ce n'est pas un traitement médical, c'est un dépistage de différents facteurs qui peuvent influencer la position de la mandibule.
Le prothésiste dentaire travaille en collaboration avec le praticien prescripteur et respecte donc complètement les dispositions spéciales prévues par les articles L-356-2, L.373 et L.376 du Code de la Santé Publique.
L'éventuelle prescription faite par le chirurgien dentiste de port de gouttières est un acte médical.

Pourquoi est-il préférable pour le patient de se rendre au laboratoire de prothèse dentaire ?

Simplement parce qu'il aura l'assurance de ce qu'il désire vraiment. C'est un gros risque que celui de confier sa bouche et son sourire à remanier à un inconnu. Par ce contact physique, le prothésiste dentaire aura une vision réelle du contexte de la dent à restaurer. Il notera l'harmonie des dents entre elles, la forme des lèvres, leur couleur, les désidératas du patient.

Il appréhendera mieux les difficultés qu'éprouve son chirurgien-dentiste lors du traitement d'un cas complexe. Il lui sera plus aisé de suggérer une rencontre au laboratoire. Avec les empreintes d'études, les deux coéquipiers engagerons une réflexion pour trouver ensemble la meilleure solution au problème.
Ce dialogue à trois aura l'avantage d'apporter un respect mutuel et d'améliorer la qualité du travail. Il est essentiel pour le prothésiste dentaire de rencontrer son patient. C'est seulement parce qu'on est connu que l'on peut être reconnu et apprécié à sa juste valeur.

Observons tout d'abord les termes précieux qui sont employés pour nommer les différentes parties de la dent :
- l'émail couronne la dent et lui donne son éclat,
- l'ivoire, partie du milieu, lui donne sa couleur,
- la pulpe, à l'intérieur, lui donne sa sensibilité,
- Le bourgeon dentaire, appelé aussi organe adamantin (fait en diamant),
- Les dents dévoilées par un sourire apparaissent comme des perles.

Toutes ces qualités lui confèrent la possibilité de capter et renvoyer la lumière.

La racine :
Elle est enfouie dans l'os. Elle semble provenir des profondeurs. Etant une émanation des os en médecine chinoise, elle manifeste l'énergie originelle (YUAN QI) c'est-à-dire tout un héritage génétique ; d'où nous pourrions associer la notion de Karma (potentiel héréditaire). Voilà peut-être pourquoi nous nous accrochons tant à nos racines même si elles sont très abîmées, car nous sommes tributaires de nos origines.
L'extraction dentaire représente donc un acte très dérangeant parce qu'elle nous impose de tourner une page de notre passé et nous pousse inéluctablement vers le changement. Nous sommes comme de grands arbres avec de grandes racines pour nous ancrer et croître mais la différence c'est que nous avons parfois besoin de les couper pour avancer dans la vie. L'extraction dentaire, même sur une dent prête à tomber, reste toujours un acte délicat pour le patient et il faut le préparer à quitter quelque chose d'ancien pour acquérir du nouveau. Pour cela, donnons lui un peu de temps pour l'aider à tourner une page de sa vie et faire le deuil de sa dent.

La couronne :
Elle semble sortir de la gencive tel un volcan. La douleur aïgue de l'inflammation à chaque poussée dentaire nous le rappelle comme si poussée par une force prodigieuse elle perce enfin la gencive pour sortir de l'ombre et c'est le couronnement de notre incarnation. Nous pourrions l'assimiler à notre Dharma (but de la vie). La dent a sa racine enfouie dans l'ombre et sa couronne resplendit dans la lumière.
La dent semblerait nous enseigner qu'il vaut mieux accepter d'abord notre potentiel héréditaire (Karma) pour pouvoir le transformer en un but de la vie (Dharma). Pris dans l'épreuve du feu, essayons de comprendre ce que veut nous enseigner la vie, ainsi nous sèmerons la graine de l'opportunité dans notre existence.

"Si le mal existe,
alors le bien existe pour atteindre l'Univers.
L'homme doit espérer et douter
et se dépasser".
François Brassecassé

LA DENT LUMIERE

Les dents plantées sur les arcades me font penser à des menhirs placés dans un alignement parfait comme ceux de la ville de Carnac en Bretagne.

Les études géobiologiques actuelles confirment le rôle curatif de ces pierres pour l'environnement. Elles sont comme des antennes cosmo-telluriques capables de réguler un flux d'énergie cosmique. Elles s'apparentent à des aiguilles d'acupuncture et leurs positions spécifiques semblent procurer un traitement d'acupuncture à notre planète Terre.

En outre, comme l'émail dentaire est constitué essentiellement de cristaux d'hydroxyapatite, il confère aux dents un rôle similaire pour notre corps.

Souvent mes confrères acupuncteurs, homéopathes ou ostéopathes me disent : " qu'est-ce que vous avez fait à mes patients ? Avant que je ne vous les adresse mon traitement ne fonctionnait pas et maintenant après qu'ils soient passés dans vos mains, le même traitement réussit ! ".

Malicieusement, je leur réponds : " J'ai tout d'abord assaini leur bouche puis j'ai équilibré leur mâchoire. Cela suffit souvent à déverrouiller un blocage corporel. La dent n'est pas obligatoirement la cause de la maladie mais un fusible énergétique qui saute dès que l'individu est en surcharge émotionnelle ou psychologique. La réparation d'une dent devient obligatoire si nous désirons soigner les pathologies " d'origine dentaire ". Sachez que cette liste est longue !"

Mon expérience m'autorise à dire que dès qu'il y a une maladie chronique installée depuis quelques années, le facteur dentaire ou le problème de l'équilibre des maxillaires coexistent souvent en même temps qu'un stress psychologique.

La guérison est plus rapide si on règle d'abord le problème dentaire.

Des techniques de traitements dentaires naturelles et vibratoires

Sous l'égide de cette théorie, la réparation de la dent impose l'utilisation de produits entièrement biocompatibles afin d'être capable de lui restituer son pouvoir vibratoire. Il devient clair que des produits métalliques et toxiques de surcroît doivent être proscrits (amalgame avec ou sans mercure, couronne coulée en nickel, vis, etc.). Les quelques remèdes cités ci-après sont donnés pour information mais ne peuvent en aucun cas se substituer à une formation. Ni les auteurs, ni l'éditeur ne pourront être tenus pour responsables de la mauvaise interprétation de ces écrits ou d'une automédication nullement conseillée ou effectuée sans bilan médical.

De nombreux médicaments dentaires, comme les pâtes à obturation canalaire à base d'hydrocortisone ou des dévitalisants à base d'anhydride arsénieux sont à proscrire de la trousse médicale. L'or et la céramique restent les deux produits bien tolérés pour la restauration des dents.

1 - Les huiles essentielles

Ces produits sont indispensables dans la panoplie du dentiste énergéticien. Les huiles essentielles (H.E) ont des vertus particulières chacune et stimulent les défenses de l'organisme par le méridien d'acupuncture à laquelle appartient la dent.

Prenons le cas de l'H.E. de lavande : c'est un excellent calmant de l'organisme. Posée en pansement cicatrisant dans une dent, elle active le méridien concerné. Si c'est une molaire inférieure droite (36) l'H.E. de lavande fait circuler plus amplement l'énergie du poumon et ainsi soulage une bronchite chronique par exemple.

Sa vertu apaisante donne de la sérénité au mental stressé de notre patient. Ces différentes actions stimulent l'immunité de la personne traitée et l'aide à retrouver plus rapidement une bonne santé. Les H.E. doivent être posés systématiquement dès que l'on soigne une dent. Elles ont une action de cicatrisation de la dent en induisant la formation d'une couche de dentine secondaire pour protéger le nerf de la dent.

L'H.E. de girofle : (Eugénia caryophyllata)

- Est antalgique et antiseptique, notamment pour les névralgies et les infections dentaires.
- Elle évite la reprise de carie.
- Elle pompe le mercure infiltré dans les tubules dentinaires.
- Elle doit être posée systématiquement après la dépose d'un amalgame à mercure.

L'H.E. de clou de girofle est une véritable éponge à mercure. Elle est très énergisante et tonifiante, elle est conseillée pour lutter contre la fatigue.

L'H.E. de lavande :

- Calmant, apaisant et sédatif,
- Anti-inflammatoire
- Cicatrisant et régénérant cellulaire.

L'H.E. de mélaleuca alternifolia (Tea-tree) :

- Stimule les défenses immunitaires,
- Equilibrante du système nerveux végétatif,
- Bactéricide (staphylocoques...), antiviral (herpès, zona, hépatite),
- Très efficace pour traiter les inflammations gingivales.

L'H.E. de romarin :

- Anti-infectueux,
- Tonique circulatoire,
- Utilisée pour désinfecter les canaux dentaires (gangrène...).

L'H.E. de rose de Bulgarie :

- Astringente, cicatrisante, anti-inflammatoire,
- Fortifiant général,
- Utile pour harmoniser les personnes stressées.

L'H.E. de menthe poivrée :

- Anti-infectieuse, anti-inflammatoire notamment du système digestif.
- Conseillée pour l'hépatite virale, l'acidité gastrique,
- Stimule la digestion,
- Améliore la circulation locale au niveau des yeux et du cerveau,
- Très utile dans l'hypotension. C'est pourquoi elle évite à nos patientes de faire des chocs vaguaux, des pertes de connaissance.

2 - Complexes à base d'Huiles Essentielles merveilleux de JEMA L'EPI

DENTIBAC
Composition : eucalyptus radiata, cinamomum camphora, citrus limon, ravensara aromatica. melaleuca alternifolia, extrait de pépins de pamplemousse.

Présentation : forme liquide.
Actions : toutes affections buccales : gingivite, stomatite, paradontose, aphtes.

DENTI-ANTAL
Présentation : forme liquide.
Composition : huile d'olive, ocilum basilicum plante fraiche, citrus limon, cinamomum camphora, eugenia caryophyllus, mentha piperita, melaleuca alternifolia.
Usage externe : massage gingival en regard de la zone infectieuse.
Actions : désinfection des canaux : coton imprégné, laisser en place dans la chambre pulpaire, abcès parondontal, gangrène.

Nous avons effectués des mesures de fréquences vibratoires sur les huiles essentielles de chez HERBES ET TRADITIONS. Nous avons trouvé pour H.E. de clou de girofle : 12000 U.B (unités BOVIS) - H.E. Tea-Tree : 16200 .U.B - H.E. de rose de Bulgarie : 17500 U.B - H.E. de menthe poivrée : 17000 U.B - chez JEMA L'EPI : Dentiantal : 17900 U.B - Dentibac : 19000 .U.B. Sachant que la fréquence vibratoire de la terre et de l'homme est de 7000 U.B, nous pouvons constater le rôle revitalisant des huiles essentielles en général.

3 - L'homéopathie : quelques remèdes dentaires

- Arnica montana 5 CH 2 à 3 gr toutes les heures après une intervention chirurgicale (extraction, gingivectomie) suffit souvent pour éviter la douleur postopératoire.
- Hepar sulfur : 5 CH 2 gr 3 fois par jour améliore bien les douleurs aiguës à la pression de la dent causées par une inflammation.
- Borax : 5 CH pour les aphtes
- Hypericum : 5 CH pour les douleurs après les dévitalisations dentaires.

4 - L'acupuncture dentaire et auriculaire soulage bien les névralgies dentaires et faciales :

- 24 VC : point sur le menton indiqué pour son action antinauséeuse. Il est très efficace pour des prises d'empreintes sur des patients sensibles.
- 4 GI : point entre le pouce et l'index, très utile pour les névralgies faciales.
- point du centre du lobe de l'oreille, calme bien les lancements dentaires (pulpites).

5 - L'ostéopathie dentaire

Après une extraction difficile, il faut remettre les dents collatérales en place. Nos points d'appui pendant l'extraction ont pu provoquer des micro déplacements des dents adjacentes. La grande ouverture de bouche pendant une longue intervention sur la dent de sagesse peut provoquer une subluxation de l'articulation temporo-mandibulaire.

6 - Les élixirs minéraux

Sont de merveilleux déprogrammateurs de maladies. Nous proposons par exemple :
- Chrysopraze : résout les abcès dentaires
- Fluorine : fortifie l'émail des dents
- Aigue-marine : calme les pathologies d'origine nerveuse
- Pyrite de fer : agit sur l'inflammation des gencives
- Chalcopyrite : arrête le saignement gingival
- Hématite : pour les kystes non adipeux
- Calcaire de Versailles : réservé à la décalcification

Cf : Michel DOGNA et M.J. KRAFFE : élixir minéraux et huiles dynamisées aux éditions Guy TREDENIEL.

Les dents sont les résonateurs qui amplifient tous les processus de guérison.

LA VISION HOLISTIQUE DES OS DU CRANE

D'après Marguerite DE SURANY, les os du crâne sont des appareils qui permettent d'amener les informations de l'environnement vers le cerveau.

Le FRONTAL : os situé le plus haut et en avant du corps ; il est le siège de la créativité, de l'activité mentale intense.

Le ZYGOMATIQUE : os des pommettes. Il reçoit des informations de l'extérieur, les vicissitudes de la vie. Plus elles sont saillantes, plus on a de la vitalité à lutter.

Le TEMPORAL : os du temps ; c'est une table d'écoute et de filtre avant de transmettre les informations à la conscience située dans le sphénoïde.

Le PARIETAL : comme un couvercle sur le cerveau, il empêche toute information extérieure d'arriver sur le cerveau.

Le SPHENOIDE : résidence de la conscience et de la morale.

Le MAXILLAIRE SUPERIEUR : lieu du goût ; définit les sensations agréables ou non. Il commande la fermeture de la mandibule suivant qu'il refuse l'information. Il provoque son ouverture s'il l'accepte.

La MANDIBULE : elle est très puissante, symbole de volonté, agressivité. C'est une porte qui s'ouvre et se ferme sur l'ordre du maxillaire qui gère le goût des aliments et celui des idées. La mastication transmute la nourriture matérielle en une nourriture spirituelle.

Nous pensons que le travail fastidieux de la mâchoire serait en rapport avec l'axe de l'incarnation, celui du labeur rempli de courage et de persévérance. C'est l'axe horizontal de la croix sur lequel nous prenons appui pour nous élever dans la verticalité.

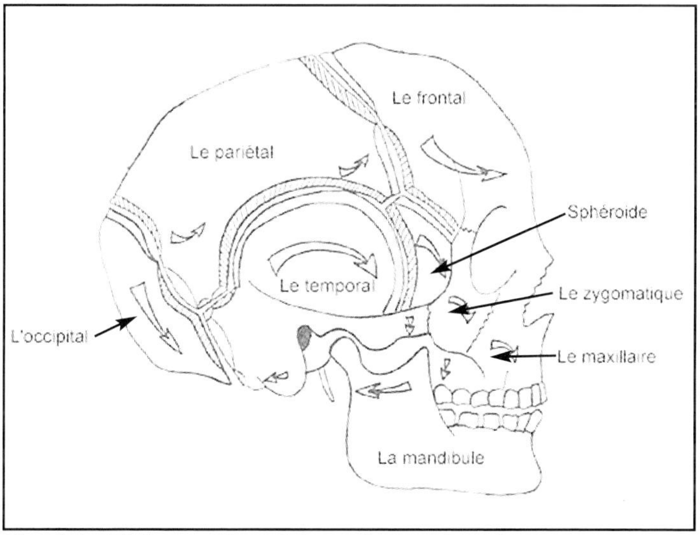

Fig. 3-2 - Vision ostéopathique des os du crâne

COMMENT BIEN ASSIMILER LES ALIMENTS ?

Comment se fait-il qu'après avoir respecté les règles alimentaires naturopathiques (produits biologiques, régimes dissociés...) certaines personnes soient toujours en carences de vitamines ?

Nous avons toujours en mémoire cette patiente Mme L.S.D qui manquait de fer et qui, malgré un traitement "de cheval" en fer pour pallier cette carence, était toujours en déficit férrique.

En rapport avec le problème de l'assimilation des aliments, un aspect de la nutrition est un peu dévoilé : celui de la mastication ou l'art de comment bien manger.

Revenons tout d'abord sur la difficulté à choisir un type de régime.
Georges OHSAWA, chef de file de la macrobiotique nous livre un exemple flagrant : il nous propose un régime de base à partir de la denture humaine. Compte tenu du fait que nous possédons 2 incisives, 1 canine, 2 prémolaires et 3 molaires, sur une hémi-arcade G. OHSAWA observe une correspondance avec le régime alimentaire composée de 2/8 de volume pour les légumes en rapport avec les incisives, 1/8 de volume de viande pour la canine et 5/8 de volume de graines de céréales pour les prémolaires et molaires ; ceci pour l'homme du commun s'il veut avoir une santé suffisante.

Nous vous exposons différentes expériences liées à l'art de bien manger afin de mieux cerner l'importance de bien nourrir notre corps :

- Un rapport canadien sur les ulcères d'estomac note que les français ont un taux d'ulcère d'estomac supérieur à celui des nord-américains simplement parce que l'heure du repas est différente. Cela semble provenir du fait que les Canadiens dînant vers 18 heures ne peuvent pas ingérer leurs aliments en même temps que l'intox des journaux télévisés de 20 heures qui seraient être à l'origine de nos maux d'estomac.

Les lamas tibétains ont l'habitude de voyager avec leur cuisinier. Ils donnent une grande importance à celui qui les nourrit. Dans leur croyance, la qualité émotionnelle du cuisinier influe sur la qualité vibratoire des aliments.

Voici quelques conseils pratiques pour bien digérer :
Si nous mangeons trop le soir, nous faisons souvent des cauchemars la nuit.

Si nous mangeons vite, nous aurons des maux d'estomac.
En fait, les aliments ne sont pas suffisamment écrasés et mélangés à la salive pour faciliter l'action de l'estomac. Les études sur la mastication montrent que le fait de mastiquer une fourchetée (apport alimentaire d'une valeur d'une fourchette pleine) 49 fois dans sa bouche permet de recueillir tous les nutriments nécessaires à l'organisme. La mastication déclenche aussi la production des enzymes digestives correspondantes et permet la pré-digestion des amidons (α amylase = ptyaline) et l'augmentation de la prise du « prâna » des aliments crus, vivants ...
Par contre, si nous mastiquons peu, les analyses fécales révèlent que nous retrouvons presque tous les nutriments dans les selles alors que le cas précédent montrait un résultat quasiment nul. Prenons donc le temps de mastiquer lentement et tranquillement dans le calme (sans télévision !) en nous faisant plaisir.

Arrêtons-nous de manger dès que nous n'avons plus faim. Il vaut mieux rester un peu sur sa faim cela facilitera la digestion.
Pratiquons les mille pas romains : les romains avaient l'habitude de marcher un kilomètre à pieds à bonne allure après chaque repas pour bien digérer.

Nous conseillons de bien manger le matin et le midi (sans dessert) et peu le soir. En vérité, nous diminuons ou supprimons le repas qui nous est le moins pratique par rapport à notre emploi du temps. L'organisme a ainsi le temps de se purger. Prenons un exemple de repas classique : si nous mangeons à midi un steak frites salade, nous mettrons 8 heures pour digérer ce repas. A 20 h, le dîner à base de soupe avec une viande rouge assortie de beaux légumes et d'un dessert nous prendra encore 8 h pour la digestion. Comme nous allons dormir, l'activité physique est minimum. Alors que nous avons à peine digéré le repas du soir, nous remangeons un petit déjeuner vers 7h qui nous tiendra bien au ventre jusqu'à midi.

Une des causes d'une société toujours fatiguée, stressée pourrait être le simple fait que nous utilisons toute notre énergie à digérer ce que nous mangeons. Je passe sur le café, l'alcool, le sucre, les boissons sucrées. Aujourd'hui, beaucoup de problèmes de santé (cholestérol, artériosclérose) proviennent du fait que nous mangeons trop. Comment se fait-il que beaucoup de gens souffrent de carences ?

Voici un autre cas de figure qui est contradictoire aux idées reçues et qui nous donne à réfléchir :

Dans un camp de concentration allemand, un constat surprenant a été relevé sur la survie des prisonniers en fonction de leur attitude face au repas.

Dans un premier groupe, les détenus mangeaient leur repas et mangeaient la part des autres.
Dans un deuxième groupe, les détenus qui mangeaient leur part sans s'occuper des autres.
Dans un troisième groupe, les détenus qui ne mangeaient pas en donnant souvent leur repas à un autre détenu.

Dans quel groupe pensez-vous qu'il y a eu le plus de survivants ?

-> C'est dans le troisième groupe : ceux qui souvent offrent leur repas.

Ces exemples sembleraient montrer l'influence du cerveau sur les aliments par la voie psychosomatique.
Savez-vous qu'il existe un rapport entre la respiration et l'alimentation. Pour cela, il faut pratiquer la respiration consciente. Pour trois volumes de respiration consciente, nous obtenons l'équivalence d'un volume d'aliments. Par ce principe nous pouvons manger beaucoup moins et apprécier davantage le goût des aliments.
Péter DEUNOV nous dit que nous devenons ce que nous mangeons. En effet, chaque aliment porte une qualité d'énergie spécifique. Le poisson nous apporte l'énergie de la fluidité en comparaison de la viande bovine qui à tendance à nous communiquer une énergie pataude, lourde.

- pomme : arrondit nos sentiments.
- poire : agit sur notre intellect.
- millet : rend plus humble.
- raisin : rend plus doux.
- citron : renforce notre volonté.
- laitue : baisse la libido.

Manger est un acte, il crée une mémoire. Cette mémoire a une potentialité qui va créer un désir :

- café et thé : donnent envie de bouger.
- viande : envie de lutter, d'être combatif.
- laitue : calme le désir sexuel.

A l'époque des immortels, dans la Chine ancienne, !es sages avaient l'habitude de claquer leurs dents 36 fois le matin pour se préserver de la maladie. Ils concevaient que l'énergie cosmique pénétrait dans les dents maxillaires tandis que l'énergie tellurique passait dans les dents mandibulaires. L'action de mâcher, mélangeait l'énergie du ciel avec l'énergie de la terre dans l'aliment avant qu'il soit avalé. Ainsi, cet aliment richement magnétisé pouvait alors nourrir l'énergie vitale. Ainsi, l'acte de la mastication sacrée ou le fait de bien mastiquer peut produire une action sur notre corps physique mais aussi sur notre corps mental.

Nous vous proposons cette pratique parce que nous sommes totalement responsables aussi bien de notre santé physique que de notre santé mentale. Cela ne dépend que de nous et de personne d'autre pour être heureux et en bonne santé ou malheureux et malade.

Nous attendons trop d'une influence extérieure pour changer notre vie mais rien ne peut arriver si nous ne prenons pas d'abord le ferme engagement de changer. Il y a quelques années, alors que je faisais étalage de toutes mes ressources devant mon professeur de chant, cet homme d'une modestie étonnante me dit en souriant "la seule chose que tu saches faire vraiment, c'est ce que tu fais tous les jours ; ainsi si tu désires t'améliorer fais quelque chose quotidiennement et ta vie changera d'elle-même".

Que faites-vous de particulier chaque jour pour obtenir du nouveau dans votre vie ?

Nous savons tous que l'habitude est à l'origine de la perte d'enthousiasme de l'être vivant : c'est par l'ennui que les couples "éclatent" et que notre travail nous use.

La mastication sacrée est une méthode facilement applicable 3 fois par jour, car vous ne pouvez pas oublier de manger.

LA TECHNIQUE DE LA MASTICATION SACRÉE

Asseyons-nous confortablement face à votre repas. Pensons à tous ceux qui vous ont permis de le recevoir. Au paysan qui a planté le blé, au camionneur qui a transporté la récolte, au commerçant qui l'a vendu, à celui qui a préparé votre repas. Est-ce encore le même qui nous a servi à manger ? N'oublions pas de remercier le soleil, la pluie et la terre qui ont fait pousser la graine de blé. En bénissant notre repas, nous bénissons toute la chaîne de la vie.

Travaillons cette attitude jusqu'à ce que notre acte soit sincère, c'est-à-dire que notre cœur s'ouvre. Alors il illuminera notre mental, ceci permettant à notre conscience d'accéder à une autre fréquence vibratoire : celle de **la paix.**

En harmonie avec tous les êtres, pratiquons calmement. Ainsi, nous serons en communion avec l'univers. Nous permettrons à notre vrai conscience de guider nos actes pour sortir de nos limitations et accepter la Vie.

L'être humain est doté pour cela d'un appareil prodigieux c'est son tube digestif. La bouche est le début du tube digestif ; elle sert à découvrir le monde. L'enfant porte tout à sa bouche pour explorer et connaître la matière. Suivant qu'il trouve les objets à son goût ou non il va les accueillir ou les rejeter. La bouche nous enseigne l'expérience de l'acceptation. L'estomac et l'intestin grêle sont utiles à la digestion et nous enseignent l'expérience de l'assimilation. Quant au gros intestin et à l'anus ils permette l'évacuation des résidus alimentaires ; ils nous enseignent l'expérience de l'élimination. Savez-vous pourquoi les acupuncteurs disent que l'estomac est le méridien de l'homme ? Parcequ'il nous permet l'apprentissage de la Vie. La bouche correspond à la partie toujours difficile " à avaler ". Accepter tout ce qui nous arrive, n'est pas une mince affaire. Les caries, les dents qui se déchaussent ou le moindre bouton sur la lèvre nous signalent un refus de notre part à accueillir ce qui nous est donné à expérimenter dans notre vie.

Pour nous, les dents manifestent les dons du ciel en nous montrant un chemin possible vers l'acte juste. Dans la difficulté, les incisives nous invitent à trancher, à prendre une décision, les canines à passer à l'acte et les molaires à s'armer de persévérance afin d'atteindre notre objectif.

Ensuite, prenons le temps de digérer cette nouvelle situation et quand les choses ne sont plus utiles évacuons les pour laisser la place au nouveau .
Quel risque avons-nous à quitter ce qui est usagé ou dépassé ?
La mastication sacrée effectuée à chaque repas pendant trois mois seulement nous libè-

rera progressivement de nos anciens schémas comportementaux basés sur la peur du manque dont la résultante est la colère et la séparation. Cette agressivité se transformera peu à peu en partage et en tolérance grâce à l'acquisition de l'idée que nous sommes tous inter-reliés.

La mastication sacrée est un art élevé pour amener sa conscience vers la liberté. C'est une pratique de la liberté.

Au-delà de la Vie
il y a l'infini
Au-delà de la peur
Il y a le bonheur
Au-delà de la misère
Se trouve la lumière
Au-delà du chaos
Il n'y a plus de sanglots
Au-delà de nos peines
Il y a Dieu qui nous aime
Au-delà de toi et moi
Réside un océan de Joie
Au-delà des nuits et des jours
Demeure éternellement l'AMOUR

Claudie CIM.

CONCLUSION

Le long travail de recherche sur la symbolique dentaire que nous avons effectué, nous a permis d'appréhender les multiples dimensions de l'être humain.

Nous avons donc suspecté qu'un traumatisme sur la dent pouvait agir sur une autre partie du corps. Nous avons découvert grâce aux différents travaux du Docteur ROTHS, du Docteur CAFFIN, du Docteur COUTRIS ou par la médecine chinoise que la dent pouvait résonner sur le corps physique, le corps émotionnel, le corps énergétique et le corps spirituel. En outre, pour qu'une maladie puisse s'installer, il faut qu'il y ait la convergence d'au moins trois facteurs : le facteur général avec la notion de terrain, le facteur psychologique avec l'incidence émotionnelle, et le facteur local inhérent à l'idée de l'évènement déclenchant. Sous ces différentes perspectives, n'est-il pas temps aujourd'hui que tous les acteurs de la santé se donnent la main pour aider un être en recherche à parvenir à sa guérison radicale* ?

Ainsi, l'apport pluridisciplinaire dans le traitement de l'odontologie holistique semble se justifier pleinement. Nous suggérons que chaque praticien de quelque tendance qu'il soit, publie son approche de la maladie afin d'apporter un éclairage sur la médecine du corps encore trop énigmatique à ce jour. De plus, le soigné n'est pas suffisamment informé et de ce fait, il ne peux pas choisir librement la direction de sa démarche vers la guérison. Quel risque y aurait-il à essayer une médecine douce lorsque nous avons atteint les limites de la médecine conventionnelle ? Il en sera de même quand nous aurons touché la limite d'une médecine alternative car chaque discipline n'apportera qu'une partie du puzzle de la guérison radicale*.

Enfin, la vision holistique de la dent nous indique un chemin possible vers l'harmonie : une souffrance pourrait se transmuter en une opportunité de grandir. En regardant les moments difficiles de notre vie avec trente ans de recul, la connotation négative liée à la souffrance s'évanouit. Il s'avèrera alors que la démarche vers la guérison est une série d'expériences de l'être à différents niveaux de conscience. Il semblerait donc que notre incarnation terrestre nous donne la chance d'expérimenter une infinité de possibilités pour atteindre à l'Univers. Il y a une place pour tous au soleil. Chaque individu ne porte-t-il pas en lui une partie de la lumière du monde ?

Comme le modèle des rayons d'une roue qui convergent vers le centre pour pouvoir tourner, n'est-il pas temps que chacun partage ses connaissances avec les autres pour que nous puissions accéder à un autre niveau de conscience ?

* La guérison radicale : est la guérison définitive. Si nous arrivons à comprendre les causes réelles de notre malaise, alors il nous sera possible d'éviter d'être malade.

Chacun est responsable de sa destinée par ses actes comme nous l'enseigne nos dents : il faut trancher, se positionner clairement. Eloignons de nous l'idée qu'ils sont inefficaces. Sachez qu'une larme suffit à faire pleurer le monde et une chanson pour le faire danser.

En observant le travail laborieux et tenace de la mâchoire qui s'élève constamment transmutant ainsi la nourriture terrestre en nourriture céleste, le poème qui suit nous a été inspiré un soir où nous avions été particulièrement rempli de doute par rapport à l'utilité de notre présent ouvrage. Nous l'offrons en guise de révérences :

Si tu as été nié, méprisé, humilié,
N'y attache pas trop d'importance mais recommence
Si tu as été battu, exclu, déçu
N'y attache pas d'importance mais recommence encore
Et pardonne
Car tu es comme le soleil
Il est dans ta nature de briller
Car tu es comme le rossignol
Il est dans ta nature de chanter
Alors brille et chante et fait de ta vie
UN ACTE SACRE

Index pour vos questions personnelles

GLOSSAIRE

Adamantin : constituant de l'émail des dents. Organe adamantin : qui a la dureté, l'éclat des dents.

Anthroposophie : courant philosophique, créé par Rudolf STEINER, basé sur la sagesse de l'Homme.

A.T.M. : Articulation Temporo-Mandibulaire. Elle est située entre le condyle de la mandibule et la cavité glénoïde de l'os temporal.

Corrosion galvanique : désagrégation, rouille due à des phénomènes électriques intrabuccaux.

Détoxication : élimination des toxines par un organisme.

Dysfonction : trouble (excès ou insuffisance) de fonctionnement d'un organe ou d'une glande.

Dyslexie : trouble de la capacité de lire, difficulté à reconnaître et à reproduire le langage écrit.

Dysmorphose : malformation, difformité d'une partie du corps.

Holisme : théorie selon laquelle l'Homme et un tout indivisible, qui ne peut être expliqué par ses différentes composantes (physiques, physiologiques, psychiques) considérées séparément Kinésiologie : science qui utilise des tests musculaires pour interroger le corps.

Pathologie : science qui a pour objet, l'étude des maladies, des effets qu'elles provoquent (lésions, troubles).

Posturomandibulogie : terme créé par les auteurs pour expliquer la relation étroite entre la posture du corps et la posture de la mandibule.

Somatotopie : présence d'un agent perturbateur dans un lieu donné du corps et sa répercussion dans une autre région du corps.

Statokinésigramme : tracé de la résultante des forces auxquelles est soumis le corps humain.

Liste des laboratoires ou des fournisseurs pour les produits cités

- Aromatogramme : laboratoire RISSE & VERSEAU, 18 rue Théodule Ribod - 75017 Paris/biologiste : Mme VINCENT. Tél. : 01.47.63.78.77

- Euphytose : en pharmacie ou laboratoire NICOLAS - division LRN SA - 74240 Gaillard. Tél. 04.50.87.70.70

- Ostéocynésine : en pharmacie ou laboratoire BOIRON - 20 rue de la libération - 69110 Sainte-Foy-les-Lyons. Tél. : 04.72.16.40.00

- Multiminéraux : Daniel KEFFER - distribué par SALUS en boutique bio ou par correspondance via 0821000550

- Synergie 32+ Arthinix : JEMA L'EPI - 8 rue Joseph Mugnier - BP 65 - 73203 Albertville Cedex. Tél. : 04.79.37.02.14

- Huiles essentielles : HERBES ET TRADITIONS - Christian Eloy - 59280 Bois-Grenier. Tél. : 03.20.77.45.45

- Chlorella : FLAMENT VERT - 95 Avenue de la prospective - 18000 Bourges. Tél. : 02.48.65.10.33

- Jum'Lac : Domaine de la " VOIE LACTÉE " - Escheviller - 57720 Volumster. Tél. : 03.87.96.77.37

- Livre élixirs minéraux - Elixirs minéraux - Citrobiotic – silicium organique « Silinat ».
- Source Claire – 33 rue de la pluche – BP 32 – 91650 Breux- Jouy. Tél : 01.64.58.64.82.

BIBLIOGRAPHIE

- BOUFFLERS B: Symbolisme et homéopathie;RESURGENCE; 2001
- BRASSECASSE J.: Thèse 2°cycle du doctorat de chirurgie dentaire n° 420787.
- BRASSECASSE J.: Revue Autrement ; ATM une articulation au-dessus de tout soupçon, 1994.
- BRICOT B.: La reprogrammation globale posturale; sauramps medical, 1996.
- BRUN C.: Arthroses, arthrites et rhumatismes; Trois fontaines; 1998.
- CAFFIN M.: Les dents se mettent à parler; Souffle d'or; 1994.
- Catalogue cendres et métaux, p202.
- CLAUZADE M.A. ; DARRAILLANS B. : L'homme, le crâne, les dents. S.E.O.O. éditeur, 1992.
- COULY G.: Développement céphalique; cdp; 1991.
- DESCAMPS M.A.: La symbolique dentaire. Revue.fr. Odontostomatol. 1976, 6, pp. 427-438.
- DIAZ J. Psychanalyse, édentation, sexualité. Thèse Chir. Dent. Nancy, 1981.
- DOGNA M.: Prenez en main votre santé,Guy Trédaniel, 2001.
- DOLTO F. A la recherche du dynamisme des images du corps et de leur investissement symbolique dans les stades primitifs du développement infantile. La psychanalyse. Paris,P.U.F. 1957,268p.
- DOLTO F. L'image inconsciente du corps. Paris, Seuil,1984,375p.
- DUPAS P.H.: Diagnostic et traitement des dysfonctions cranio-mandibulaires; cdp; 1993.
- FREUD S. Cinq leçons de psychanalyse. Paris,Payot,1981,157p.
- FREUD S. Trois essais sur la théorie de la sexualité .Paris,Gallimard,1962,189p.
- GOLDBERG M. La bouche et les dents: images et symboliques. Rev.fr.Odontostomatol. 1969,Août-Sept,pp. 943-952.
- GRUAIS G.MOUNY G.: Le grand secret des pyramides de Guizeh; 1992.
- HABABOU J.: Art dentaire, art sacré; Equilibres aujourd'hui; 1992.
- JUNG C.G. L'homme et ses symboles. Paris,Lafont,1967.
- KIEFFER D.: Encyclopédie de revitalisation naturelle, sully, 2000.
- KIEFFER D.: Naturopathie la santé pour toujours; Jacques Grancher, 1991.
- KIENER E. ROTHS A;:Acupuncture dentaire, auriculothérapie, réflexothérapie facio-buccale; Guy Trédaniel; 1989.
- LACOUR M.: Posture et équilibre; Sauramps médical; 1999.
- LAURENT A.J. La bouche magique. Des mutilations buccales volontaires. Paris,Annecy Depollier,1977,96p,ill.
- LEGER J.: L'homéopathie dentaire en 10 leçons; courrier du livre; 1991.
- LEVY J.: La révolution silencieuse de la médecine; du Rocher; 1988.

- Livre blanc des alliages dentaires: PROTHESOR, découverte des risques dus à l'emploi des métaux non précieux p1 à 17.
- MAZOUAUD J.F.: Baba de la numérologie médicale; 1999.
- Médecines nouvelles n°48/mai 1989/p56-57-58.
- MONTAIN B.: Amalgames dentaires; 1998.
- NAHMANI L.: Kinésiologie; Comedent; 1990.
- NOGIER R.: Auriculothérapie 1er degré; Sauramps médical; 2000.
- PIAGET J. La formation du symbole chez l'enfant. Paris, Delachaux et Niestlé,1976,310p.
- POIRIER J. POIRIER I. BAUDET J: Embryologie humaine; Maloine; 1993.
- Revue Française des Prothésistes Dentaires, Actualités N°11/Juin 2002/p11-12-13. N°6/Juin 1988/p35.
- RICARD F.M.Cr.O.A; Lésions ostéopathiques de l'articulation temporo-mandibulaire; Atman; 1986.
- ROSSI-PIANEL C; Le Dicodent; Guy Trédaniel; 2002
- RUEL-KELLERMANN M. Psychanalyse-odontologie.Thèse.chir.dent.3°cycle. Paris VII,1980.
- VULLIEZ C.: Auriculothérapie appliquée en art dentaire; Sauramps médical; 2000.
- WILLEM G.: Manuel de posturologie;Frison-Roche, 2001.

Revue Française des Prothésistes Dentaires.
Actualités N°11 /juin 2002/ p11 -12-13
N°6/ juin 1988/p35

Catalogue Cendres et Métaux p 202

Médecines Nouvelles N°48/mai 1989/p56-57-58

Livre blanc des alliages dentaires : PROTHESOR
Découverte des risques dus à l'emploi des métaux non précieux.
P1-p17

Achevé d'imprimer en mai 2005
sur les presses de la Nouvelle Imprimerie Laballery – 58500 Clamecy
Dépôt légal : mai 2005
Numéro d'impression : 504137
Imprimé en France